陈日新　康明非　著

协助整理（以姓氏笔画为序）

田　宁　付　勇　迟振海

陈更新　张　波　董小玉

腧穴热敏化艾灸新疗法

人民卫生出版社

图书在版编目(CIP)数据

腧穴热敏化艾灸新疗法/陈日新等著．
—北京：人民卫生出版社，2006.10
ISBN 978-7-117-08074-3

Ⅰ．腧… Ⅱ．陈… Ⅲ．俞穴(五腧)-艾灸
Ⅳ．R245.81

中国版本图书馆 CIP 数据核字(2006)第 120710 号

门户网：www.pmph.com	出版物查询、网上书店
卫人网：www.ipmph.com	护士、医师、药师、中医师、卫生资格考试培训

腧穴热敏化艾灸新疗法

著　　者：陈日新　康明非
出版发行：人民卫生出版社（中继线 010-59780011）
地　　址：北京市朝阳区潘家园南里 19 号
邮　　编：100021
E - mail：pmph @ pmph. com
购书热线：010-59787592　010-59787584　010-65264830
印　　刷：北京铭成印刷有限公司
经　　销：新华书店
开　　本：850×1168　1/32　　印张：7.25
字　　数：145 千字
版　　次：2006 年 10 月第 1 版　2025 年 2 月第 1 版第 21 次印刷
标准书号：ISBN 978-7-117-08074-3/R • 8075
定　　价：18.00 元

打击盗版举报电话：010-59787491　E-mail：WQ @ pmph. com
（凡属印装质量问题请与本社市场营销中心联系退换）

1. 人体腧穴存在敏化态与静息态两种功能态，当人体发生疾病时能使体表腧穴发生敏化，敏化的类型多种多样，而腧穴热敏化是腧穴敏化的一种新类型，处在敏化态的腧穴对外界相关刺激呈现腧穴特异性的"小刺激大反应"。

2. 热敏化腧穴是灸疗的最佳选穴，其最佳刺激为艾热刺激，临床疗效优于常规静息态腧穴的针灸疗法。

3. 腧穴热敏化态在艾热刺激下极易激发灸性感传（出现率约为95%），乃至气至病所，临床疗效大幅度提高。因此，灸之要，仍然是气至而有效，完善和发展了"刺之要，气至而有效"的针灸理论。

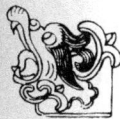

灸疗学新认识

——腧穴热敏化艾灸疗法

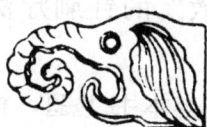

针刺疗法的精髓与灵魂正如《灵枢·九针十二原》篇所训："刺之要，气至而有效"，即激发感传，气至病所。古代医家已把激发感传，促进气至病所作为提高针灸疗效的一种积极手段。《针灸大成》中所说的"有病道远者必先使气直到病所"就是一个尽人皆知的著名论断。近30年来，我国学者的研究结果已经表明：感传活动是人体经气运动的表现，是人体内源性调节功能被激活的标志。针刺疗效与感传显著程度密切相关，感传愈显著，针刺疗效也愈好。采用激发感传，促进气至病所的方法，对治疗一些现代医学棘手的病症已到到意想不到的效果。

但长期以来，灸疗学仅强调要求施灸过程中的腧穴产生局部热感和皮肤红晕，并不强调艾灸治疗过程中产生感传活动。艾灸穴位能不能像针刺一样发动感传，气至病所？灸之要，是不是也要求气至而有效？乃至特效、高效、速效和长效？如果能，如果是，这就意味着艾灸的疗效大有发掘之潜能！

我们在18年的灸疗临床实践中，观察到疾病在体表产生病理反应的一种新类型即腧穴热敏化。艾灸热敏化腧穴极易发动循经感传，出现率达 95％，而且大幅度提高了灸疗疗效。说明热敏化腧穴是灸疗的最佳选穴，灸之要，仍然遵循"气至而有效"的针刺疗法古训。

　　本书分为上、下二篇，第一篇直奔本书主题，概括地介绍了腧穴热敏化的 11 个问题。第二篇重点介绍了笔者有一定临床实践体会的 26 个疾病，既包括常见病，也有疑难病症，病名基本上采用现代医学名称，每种病症分概述、诊断要点、穴位热敏化分布、灸疗操作、感传活动、典型病例进行叙述。

　　这是一本立足临床实践，有继承，又有创新的艾灸疗法专著，它使传统艾灸疗法及经络腧穴概念面目一新，对于针灸临床、科研工作者都将是一本非常实用的参考书，限于笔者的水平和有限的临床实践，书中可能存在不少疏漏之处，恳请读者指正。

著　者

2006 年 10 月

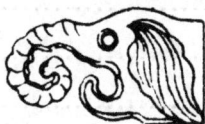

目录

上　篇

下　篇

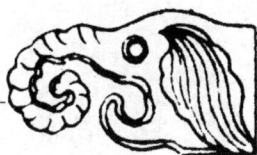

上 篇

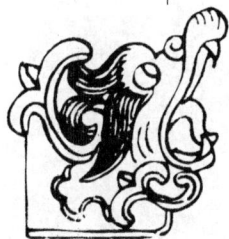

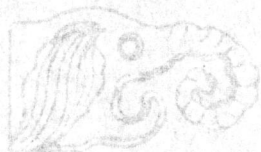

上篇

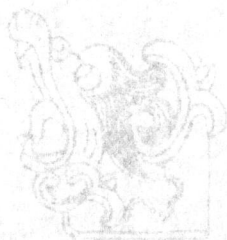

机体在疾病状态下，体表相关部位会出现病理反应，这种病理反应伴随疾病的发生而产生，随病情的改善而减轻或消失，这个体表相关部位在出现病理反应期间，就称为疾病反应点。腧穴的起源就是疾病反应点，疾病反应点则是动态的、个体化的、敏化态的腧穴。古人在长期的医疗实践中，已经认识到疾病反应点即腧穴敏化的部分特性及其与疾病的相对特异联系，创立了一系列通过疾病反应点即敏化的腧穴来治疗疾病的针灸疗法，开创了疾病治疗的新途径。

临床上疾病反应点的表现形式多种多样，可分形态改变点和功能改变点。形态改变点如皮下组织和肌肉处出现条索状、结节状改变，皮肤出现皮疹、浅表血管改变和色泽改变等；功能改变点如腧穴力敏化点（压痛、按之快然）、低阻点和皮温改变等。它们或单独存在，或相互并存，构成了疾病体表征象的一个重要组成部分。

我们在灸疗临床实践中，观察到疾病在体表产生病理反应的一种新现象即腧穴热敏化现象。研究始于1988

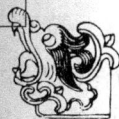

第一章 概述

年。我们在临床施灸过程中发现了一些现代科学、现代医学尚无法解释的奇异生命现象。第一是透热：灸热从施灸点皮肤表面直接向深部组织穿透，甚至直达胸腹腔脏器；第二是扩热：灸热以施灸点为中心向周围扩散；第三是传热：灸热从施灸点开始循经脉路线向远部传导，甚至达病所；第四是局部不热（或微热）远部热：施灸部位不热（或微热），而远离施灸的部位感觉甚热。第五是表面不热（或微热）深部热：施灸部位的皮肤不热（或微热），而皮肤下深部组织甚至胸腹腔脏器感觉甚热；第六是产生其他非热感觉：施灸（悬灸）部位或远离施灸部位产生酸、胀、压、重、痛、麻、冷等非热感觉；第七是上述灸感传导之处，病症随之而缓解：施灸部位产生的热、胀、痛等感觉发生深透远传，所到之处，病症随之缓解。比如悬灸风门穴，热胀感向肩部传导，多年肩痛立即缓解；悬灸阳陵泉穴，热胀感向腰部传导，多年腰部困重紧痛感立即缓解；施灸三阴交，热流向下腹部传导，几次治疗后盆腔积液明显改善；悬灸天枢穴，热流直透腹腔，几次治疗后，多年紊乱的肠功能明显改善。以上灸疗现象的发生有一个共同的特征，就是相关腧穴对艾热异常敏感，产生一个"小刺激大反应"（其他非相关腧穴对艾热仅产生局部和表面的热感）。我们称这种现象为腧穴热敏化现象，这些已热敏化的腧穴称为热敏化腧穴。

普查 280 名健康人群的结果显示，腧穴热敏化出现率约为 5%～10%，而对支气管哮喘、肌筋膜疼痛综合征等 20 多种疾病进行艾灸腧穴观察，腧穴热敏化的出现率平均可达 70％左右。寒证、湿证、瘀证、虚证居多，急性病和慢性病均可出现。疾病痊愈后，腧穴热敏化出现率下降至 10％～15％左右。

腧穴热敏化作为疾病在体表的一种病理反应，出现的部位与经穴定位不完全符合，但它可以经穴为参照来定位。热敏化腧穴具有时变特性，即随着时间其部位和强度也发生变化。对热敏化腧穴进行艾灸治疗能明显提高临床疗效。

腧穴热敏化有其自身的分布规律，研究腧穴热敏化的分布规律对于临床推广腧穴热敏化艾灸新疗法及阐述其产生机制有重要意义。我们多年来已研究了 20 多种疾病的腧穴热敏化分布规律，如骨性关节炎、肌筋膜疼痛综合征、颈椎病、腰椎间盘突出症、感冒、面瘫、面肌痉挛、三叉神经痛、功能性消化不良、肠激惹综合征、男性性功能障碍、痛经、盆腔炎、慢性支气管炎、支气管哮喘、中风等，初步掌握了这些疾病的腧穴热敏化分布部位的高发区，如面瘫在翳风、感冒在风府和上印堂、盆腔疾病在三阴交、眼科疾病在耳垂区耳穴等。

针刺疗法的精髓与灵魂是《灵枢·九针十二原》篇所训："刺之要，气至而有效"，即激发感传，气至病所。古代医家已把激发感传，促进气至病所作为提高针刺疗效的一种积极手段。《三国志》在描述东汉名医华佗行针治病时说："下针言'当引某许，若至，语人'，病者言'已到'，应便拔针，病亦行差"。这就是对感传与针刺疗效关系的生动描述。《针灸大成》中所说的"有病道远者必先使气直到病所"就是一个尽人皆知的著名论断，强调行针治病时务必使气直到病所。近 30 年来，我国学者的研究结果已经表明：感传活动是人体经气运行的表现，是人体内源性调节功能被激活的标志。针刺疗效与感传显著程度密切相关，感传愈显著，针刺疗效也愈好。采用激发感传，促进气至病所的方法，对治疗一些现代医学棘手的病症已收到意想不到的效果。

但长期以来，灸疗学仅强调要求施灸过程中的腧穴产生局部热感和皮肤红晕，并不强调艾灸治疗过程中产生感传活动。艾灸穴位能不能像针刺一样发动感传，气至病所？灸之要，是不是也要求气至而有效？乃至特效、高效、速效和长效？如果能，如果是，这就意味着艾灸的疗效大有发掘之潜能！

自 2001 年以来，我们承担了国家中医药管理局与江西省卫生厅等 6 项有关经穴热敏化的科研项目，经过近 6 年的临床研究，我们获得如下研究结果：

1. 人体在疾病状态下，体表某些腧穴会发生敏化。其中腧穴热敏化是一类新的敏化类型，热敏化腧穴对艾条悬灸具有高度的敏感性，能产生透热（艾热从腧穴皮肤表面直接向深部组织穿透）、扩热（以施灸点为中心向周围扩散）等临床特征，且极易激发循经感传活动，而非艾条悬灸无此作用。

2. 艾条悬灸热敏化腧穴治疗颈椎病、腰椎间盘突出症、肌筋膜疼痛综合征、骨性关节炎、感冒、哮喘、慢性支气管炎、功能性消化不良、肠易激综合征、慢性盆腔炎、特发性面神经麻痹等疾病，与艾条悬灸非热敏化的相同腧穴比较，临床疗效大幅度提高。

以上结果表明：

1. 人体腧穴存在敏化态与静息态两种功能态，当人体发生疾病时能使体表腧穴发生敏化，敏化的类型多种多样，而腧穴热敏化是经穴敏化的一种新类型，处在敏化态的腧穴对外界相关刺激呈现腧穴特异性的"小刺激大反应"。

2. 热敏化腧穴的最佳刺激为艾热，也是灸疗的最佳选穴，疗效优于常规静息态腧穴的针灸疗法。

3. 热敏化腧穴在艾热刺激下极易激发灸性感传（出现率约为 95%），乃至气至病所，临床疗效大幅度提高。因此，灸之要，仍然是气至而有效，完善和发展了"刺之要，气至而有效"的针灸理论。

如上所述，腧穴热敏化艾灸疗法大幅度提高了灸疗临床疗效，充分展示了灸疗学的特色与优势；继续深入探索腧穴热敏化的出现规律，扩展其适应证，改进腧穴热敏化艾灸疗法的操作方法等，均是以后需要研究的课题。腧穴热敏化现象已涉及到许多新的生命现象，新的生命现象必然蕴涵着新的生命规律与机制，对其进行深入研究，极有可能发现人体功能调控的新规律，开辟灸疗调控人体功能的一片新天地，对现代医学发展也将提供创新的机遇。

一、腧穴起源与疾病反应点

针灸是通过力、热等手段刺激腧穴，激发经气来调整人体的功能活动，从而达到防治疾病的目的。取穴准确与否直接影响针灸疗效，所以针灸医生都十分重视腧穴的定位。针灸的现代研究也必然要遇到腧穴定位的问题。然而，怎样才算定位准确呢？却没有明确而又正确的标准。古人创立了"骨度分寸法"、"同身寸法"等等，不同程度地描述了腧穴的定位。这些定位为我们提供了腧穴可能出现的大概位置。在针灸传承的过程中，过分地强调腧穴的固定位置，反而丢失了腧穴的本质。

什么是腧穴，从古至今，我们还不能从形态方面来认识它，只能从功能方面来表述。《灵枢·九针十二原》说，"所言节者，神气之所游行出入也，非皮肉筋骨也。"这就是说，腧穴部位不是一般的皮肉筋骨，而是有神气游行出入的部位。《灵枢·小针解》："神者，正气也，客者，邪气也。"《灵枢·平人绝谷》："故神气者，水谷之精气也。"《灵枢·营卫生会》："血者，神气也，

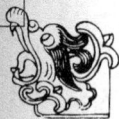

故血之与气，异名同类也。"神气是人身之正气，是生命活动的表现。神气是活的，是动的，是随生命活动变化着的，生命停止了，神气也就消散了，腧穴也就不存在了。因此，试图在尸体上找到腧穴是不可能的。虽然按照腧穴的定位方法可以在尸体上定出一个个点，但这些点已经没有腧穴的功能了。在生理状态下，人们并不能明显地感受到腧穴的存在，但在病理状态下，与疾病相关的腧穴部位会出现一些变化，病人可以感觉到。如胃肠病可在小腿足阳明经上出现自发痛，通过一定的诊察方法，医生也可以检查出来，如压痛点。《灵枢·九针十二原》："五脏有疾也，应出于十二原，而原各有所出，明知其原，睹其应，而知五脏之害矣。"有人在这方面进行研究，总结出"穴位按压诊断法"，这虽不能满足医学诊断的要求，却积累了宝贵的资料。

　　追溯腧穴的起源，始于"反应点"。人们患有疾病，有时会在某些相关部位出现自发痛或其他不适，自然会用手去抚摸、叩打、按压这些部位以减轻病痛，或由别人帮助抚、叩、按，在抚、叩、按时发现压痛点。久而久之，逐渐在人体发现一些能反映病痛或治疗疾病的特殊点。长期积累经验，最后形成腧穴的概念。这是一个漫长的过程，一个反复实践的过程，一个自然的认识过程，没有先验的指引。然而，在腧穴的记载描述、交流传授和丰富发展的过程中，却不知不觉地丢失了腧穴的本质意义。在腧穴定位方面表现的最为突出。为了交流和传授，人们必然要记载和描述"反应点"出现部位方面的规律。考察古代文献，可以看到，早期文献描述腧穴位置比较含糊，以后越来越明确。比如，关于背俞穴的定位，《灵枢·背腧》记载："胸中大腧在杼骨之端，肺腧在三焦之间，心腧在五焦之间，膈腧在七焦之间，肝腧在九焦之间，脾腧在十一焦之间，肾腧在十四焦之间，皆挟脊相去三寸所，则欲得而验之，按其处，应在中而痛解，乃其腧也。"《针灸甲乙经》则先摘录《灵枢·背腧》篇的关键一段："凡五脏之腧出于背者，按其处，应在中而痛解，乃其腧也。"但丢失"欲得而验之"一句；然后描述各穴定位："肺俞，在第三椎下两旁一寸五分；心俞，在第五椎下两旁一寸五分；膈俞，在第七椎下两旁一寸五分；肝俞，在第九椎下两旁一寸五分；脾俞，在十一椎下两旁一寸五分；肾俞，在十四椎下两旁一寸五分。"记载的部位与《灵枢·背腧》基本一致，但丢失了一个"所"字，这是一个约计之辞，通"许"。这两处丢失，就使这些腧穴的定位基本固定并曲解了原意。《铜人腧穴针灸图经》记载这些腧穴的定位与《针灸甲乙经》相同，但没有摘录《灵枢·背腧》篇的内容。至此以后，这些背俞穴的定位固定不变。后人则遵从不疑，还认为是腧穴学的发展，错误就这样发生了。近代又以解剖位置来给腧穴定位，似乎更明确，更科学，其实是在歧途上越走越远。由于腧穴的定位明确且固定，而"反应点"的出现部位常有变化，所以"新穴"不断涌现，腧穴的数量越来越多，终于引起关于人体到底有没有腧穴的非议。"反应点"是腧穴在人体病理状态下的表现，是个体化的、动态的、敏化态的腧穴。从"反应点"来认识腧穴才能抓住其要领。

二、疾病反应点与疾病敏化点

机体在疾病状态下，体表相关部位会出现病理反应，这种病理反应随疾病的发生而产生，随病情的改善而减轻或消失。古人在长期的医疗实践中，已经认识到这种疾病反应点的部分特性及其与疾病的相对特异联系，创立了一系列通过疾病反应点来治疗疾病的疗法。针灸疗法作为刺激疾病反应点的一种典型治病疗法，开创了人类疾病治疗的新途径。

临床观察表明，疾病反应点的表现形式多种多样，可分形态改变点和功能改变点。形态改变点如皮下组织和肌肉处出现条索状或结节状改变、皮肤出现皮疹、浅表血管改变和色泽改变等；功能改变点如力敏点（压痛点、压之快然点）、低阻点和皮温改变等，它们分别反映了疾病的某些病理特点，它们或单独存在，或相互并存，构成了疾病体表征象的一个重要组成部分。在反应点中，有一类对外界刺激较为敏感，表现为刺激部位的感觉敏感和刺激效应的敏感，这一类疾病反应点又称为疾病敏化点。如《灵枢·经筋》篇反复说到的"以痛为输"；《素问·缪刺论》中的"疾按之，应手如痛，刺之傍三痏，立已"；《灵枢·五邪》关于"以手疾按之，快然乃刺之"等的记载。

敏化点不仅是疾病的一种特殊的病理表现，还是针灸治疗的刺激点。不同的敏化点各有其不同的适宜刺激。如力敏点适宜指压和针刺，热敏点适宜艾灸等。腧穴热敏化是我们在临床灸疗中发现的一种腧穴敏化新类型，它具有透热、扩热、传热等特性。以艾热在热敏化腧穴上悬灸，患者感觉表皮不热深部热，局部不热远处热，不感到灼痛，而感觉舒适。以相同的艾火，相同的距离，在腧穴热敏化旁开的非热敏化腧穴上施灸，没有深透远传的现象，很短时间就会出现灼痛。对热敏化腧穴施灸极易激发出感传，气至病所。因此能大幅度提高临床疗效，传统灸法则不易产生感传。从疾病敏化点入手认识腧穴是一条正确而且重要的途径。

我们在临床施灸过程中发现了一些现代科学、现代医学无法解释的生命现象。

第一是透热：灸热从施灸点皮肤表面直接向深部组织穿透，甚至直达胸腹腔脏器（图3-1）。

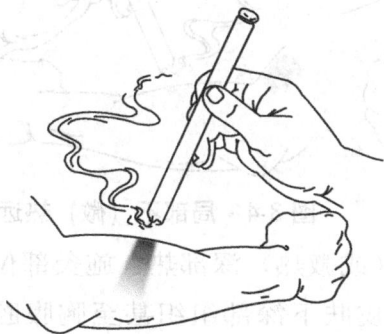

图 3-1　透热

第二是扩热：灸热以施灸点为中心向周围片状扩散（图3-2）。

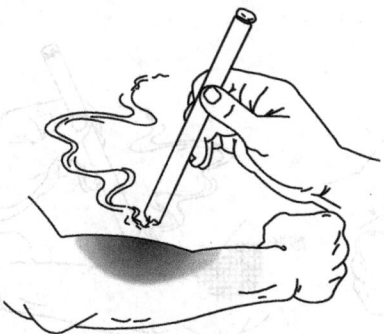

图 3-2　扩热

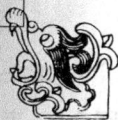

第三是传热：灸热从施灸点开始循一定路线向远部传导，甚至到达病所（图 3-3）。

第四是局部不热（或微热）远部热：施灸部位不热（或微热），而远离施灸的部位感觉甚热（图 3-4）。

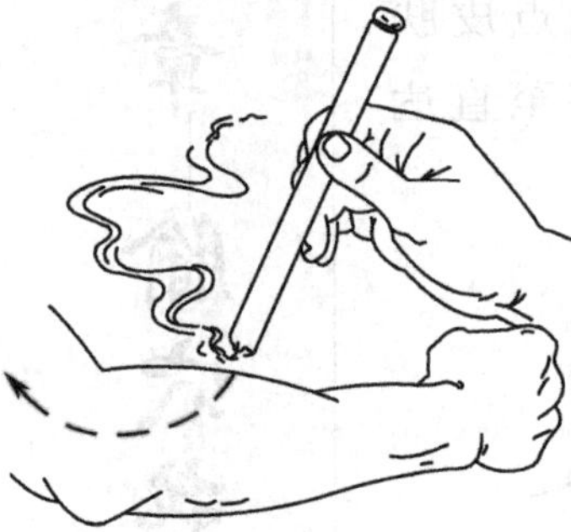

图 3-3　传热　　　　　图 3-4　局部不（微）热远部热

第五是表面不热（或微热）深部热：施灸部位的皮肤不热（或微热），而皮肤下深部组织甚至胸腹腔脏器感觉甚热（图 3-5）。

第六是产生其他非热感觉：施灸（悬灸）部位或远离施灸部位产生酸、胀、压、重、痛、麻、冷等非热感觉（图 3-6）。

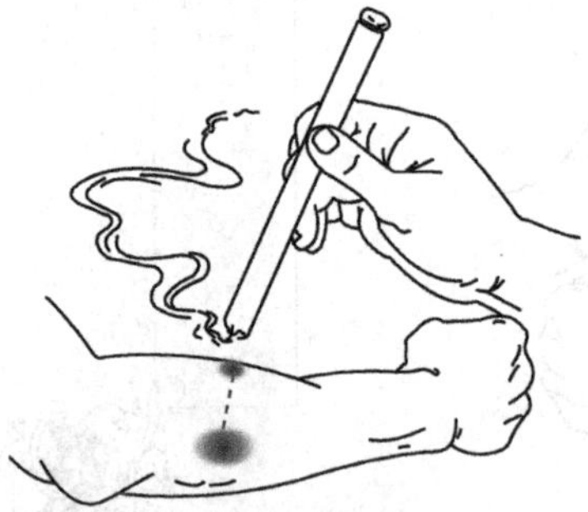

酸胀

图 3-5　表面不(微)热深部热 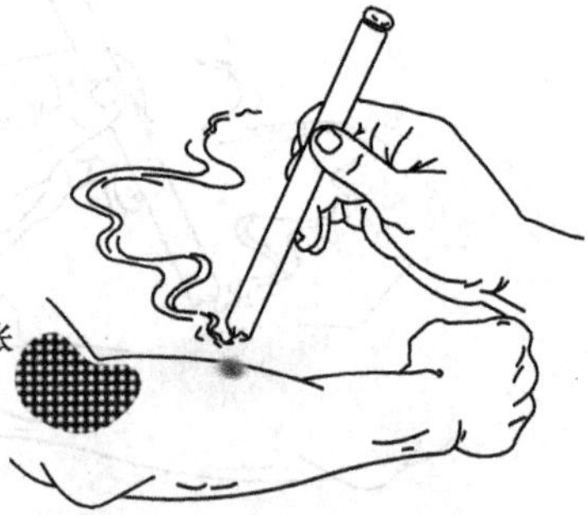　　　图 3-6　其他非热感觉

第七是上述灸感传导之处，病症随之而缓解：施灸部位产生的热、胀、痛等感觉发生深透远传，所到之处，病症随之缓解。如悬灸风门穴，热胀感向肩部传导，多年肩痛立即缓解；悬灸阳陵泉穴，热胀感向腰部传导，多年腰部困重紧痛感立即缓解；施灸三阴交，热流向下腹部传导，几次治疗后盆腔积液明显改善；悬灸天枢穴，热流直透腹腔，几次治疗后，多年紊乱的肠功能明显改善。

以上灸疗现象的发生有一个共同的特征，就是相关腧穴对艾热异常敏感，产生一个"小刺激大反应"（其他非相关腧穴对艾热仅产生局部和表面的热感）。我们称这种现象为腧穴热敏化现象，这些已热敏化的腧穴称为热敏化腧穴。

一、腧穴热敏化的出现率

普查 280 名健康人群的结果显示，腧穴热敏化出现率约 5%～10%，而对肌筋膜疼痛综合征、颈椎病、腰椎间盘突出症、感冒、面瘫、面肌痉挛、三叉神经痛、功能性消化不良、肠激惹综合征、男性性功能障碍、痛经、盆腔炎、慢性支气管炎、支气管哮喘、中风等 20 余种疾病进行艾灸腧穴观察，腧穴热敏化的出现率平均可达 70% 左右。寒证、湿证、瘀证、虚证居多，急性病和慢性病均可出现。疾病痊愈后，腧穴热敏化出现率下降至 10%～15% 左右。

二、热敏化腧穴与
经穴定位的关系

腧穴热敏化作为一种疾病的病理反应，出现的部位与经穴定位不完全符合，但它可以经穴为参照来定位。我们曾以 30 例背肌筋膜疼痛综合征患者为研究对象，在患者体表共查找出热敏化腧穴 121 个，与经穴定位的重合率为48.76%。热敏化腧穴具有时变特性，即随着时间其部位和强度也发生变化。

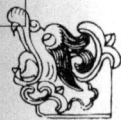

第四章 腧穴热敏化规律

对热敏化腧穴进行艾灸治疗能明显提高临床疗效。

三、热敏化腧穴对艾灸的反应

热敏化腧穴对艾热反应表现为喜热、透热、扩热、传热和非热觉。平均出现率为70％，这说明上述现象的出现不是偶然的，有其内在的必然性。

所谓喜热就是与非热敏化腧穴比较，热敏化腧穴在艾灸时患者感觉非常舒适，往往能即时减轻疼痛。尽管这是患者的一种主观感觉，但这是艾灸适应证的一个重要标志。喜热现象出现率为95％左右。

透热是热敏化腧穴的一个主要特点。所谓透热就是当艾热靠近这个已热敏化的腧穴时，患者可以感觉到艾热通过体表深透进入到皮下深部组织，甚至进入胸腹腔脏器，而在施灸部位，患者感到表面不（微）热深部甚热。透热现象出现率为60％左右。

扩热也是热敏化腧穴的一个主要特点。所谓扩热就是当艾热靠近这个已热敏化的腧穴时，患者可以感觉灸热以施灸点为中心向周围片状扩散。扩热现象出现率为80％左右。

传热则是热敏化腧穴的另一个主要特点。所谓传热即艾灸热敏化腧穴时，患者感觉一股热流沿着某种路线传导，从而气至病所，甚至患者感到施灸部位不（微）热而远离施灸部位甚热。传热现象出现率为95％左右。

非热觉是热敏化腧穴的一个奇异特点。所谓非热觉即施灸（悬灸）部位或远离施灸部位产生酸、胀、压、重、痛、麻、冷等非热感觉，独立出现率约为10％，相兼出现率约为60％。

四、腧穴热敏化的分布

腧穴热敏化有其自身的分布规律，研究腧穴热敏化的分布规律对于临床推广腧穴热敏化艾灸新疗法及阐述其产生机制有重要意义。我们多年来已研究了20多种疾病腧穴热敏化的分布规律，如骨性关节炎、肌筋膜疼痛综合征、颈椎病、腰椎间盘突出症、感冒、面瘫、面肌痉挛、三叉神经痛、功能性消化不良、肠激惹综合征、男性性功能障碍、痛经、盆腔炎、慢性支气管炎、支气管哮喘、中风等，初步掌握了这些疾病的腧穴热敏化分布部位的高发区，如面瘫在翳风穴区、感冒在风池和上印堂穴区、盆腔炎症在三阴交穴等区（图4-1）、眼科疾病在耳垂区等。

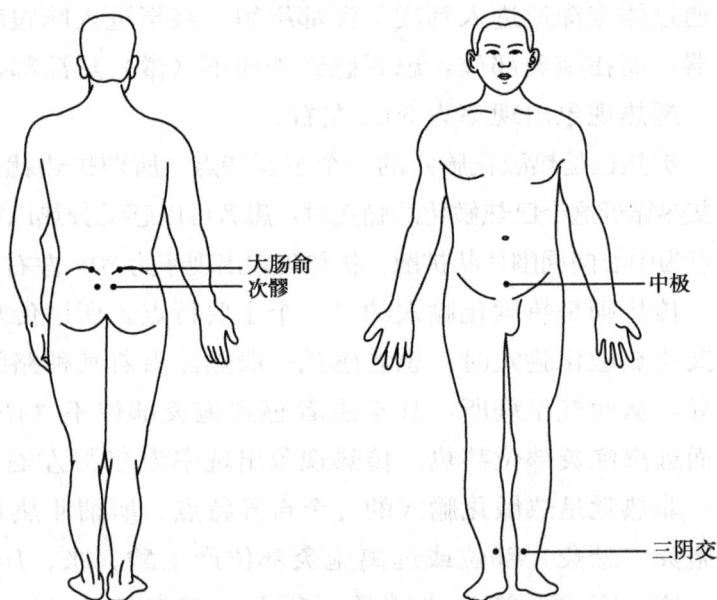

——大肠俞
——次髎

——中极

——三阴交

图 4-1 盆腔炎症腧穴热敏化高发区

五、腧穴热敏化与灸性循经感传

针刺疗法的精髓与灵魂正如《灵枢·九针十二原》篇所训："刺之要，气至而有效"，即激发感传，气至病所。古代医家已把激发感传，促进气至病所作为提高针灸疗效的一种积极手段。我国学者的研究结果已经表明：感传活动是人体经气运行的表现，是人体内源性调节功能被激活的标志。针刺疗效与感传显著程度密切相关，感传愈显著，针刺疗效也愈好。

但长期以来，灸疗学仅强调要求施灸过程中的腧穴产生局部的热感和皮肤的红晕，并不强调艾灸治疗过程中产生感传活动。艾灸穴位能不能像针刺一样发动感传，气至病所？灸之要，是不是也要求气至而有效？乃至特效、高效、速效和长效？如果能，如果是，这就意味着艾灸的疗效大有发掘之潜能！

20 世纪 80 年代，我国著名灸疗专家周楣声先生已观察到艾灸能有效地激发循经感传，施灸的部位常重视选择压痛点。我们则观察到，压痛点与热敏化腧穴是两种不同性质的穴位敏化类型，前者属力敏化，对机械能刺激敏感，如针刺、按压等；后者属热敏化，对热能刺激敏感，如艾灸等；有时两者可同时在同一穴位发生，表现出腧穴敏化的多重性和多样性，但多数情况下两者分别独立发生。艾灸热敏化腧穴极易发动循经感传，出现率达 95％以上。说明艾灸热敏化腧穴能高效率发动感传，热敏化腧穴是灸疗的最佳选穴，灸之要，仍然遵循"气至而有效"的针刺疗法古训。

腧穴热敏化探查是激发感传、开通经络、防病治病的第一步。临床研究表明，探查腧穴热敏化必须在深刻认识腧穴热敏化现象的基础上，选择合适的艾灸材料，采用正确的艾灸方式。

一、灸材选择

腧穴热敏化的特性研究及临床疗效研究结果证实，这类新型敏化腧穴的最佳刺激方式为艾条悬灸，故选择纯艾条作为腧穴热敏化探查的灸材。

二、探查准备

1. 环境　保持诊室安静，可适当播放轻柔的音乐。诊室的温度保持在20℃～30℃。

2. 灸态　消除患者恐惧、紧张心态，选择舒适体位，充分暴露探查部位，放松肌肉，均匀呼吸，思想集中，体会艾灸时的感觉。医生集中注意力于施灸部位，不断询问患者在艾灸探查过程中的感觉，随时调整艾灸的手法与位置。

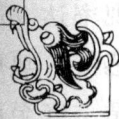

三、探查部位

腧穴热敏化是疾病在体表的特殊反应，它直接或间接地反映机体疾病的部位、性质和病理变化。我们根据长期的临床观察与研究发现，不同疾病的腧穴热敏化的出现部位是不同的。结合传统灸疗理论及临床观察，可从以下几个方面来探查：

1. 相关疾病的腧穴热敏化高发部位（见下篇各论部分）；

2. 病痛及其邻近部位；

3. 与疾病相关的经络循行部位；

4. 体表特定穴部位；

5. 与疾病相关的神经节段分布部位。

四、探查手法

1. 回旋法　用点燃的纯艾条在患者特定体表部位，距离皮肤3cm左右施行回旋灸，以患者感觉施灸部位温暖舒适为度。此种方法有利于温热施灸部位的气血（图5-1）。

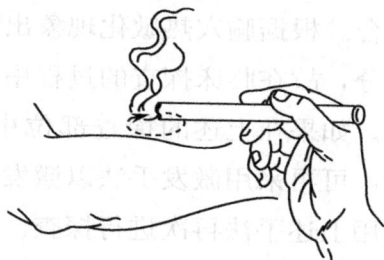

图5-1　回旋法

2. 雀啄法　用点燃的纯艾条对准旋灸部位，施行雀啄灸法，以患者感觉施灸部位波浪样温热感为度。此种方法有利于施灸部位进一步加强敏化，从而为局部的经气激发，产生灸性感传作进一步的准备（图5-2）。

3. 温和灸法　用点燃的纯艾条对准施灸部位，在距离皮肤 3cm 左右施行温和灸法，以患者局部无灼痛感为度。此种灸法有利于激发施灸部位的经气活动，产生灸性感传（图 5-3）。

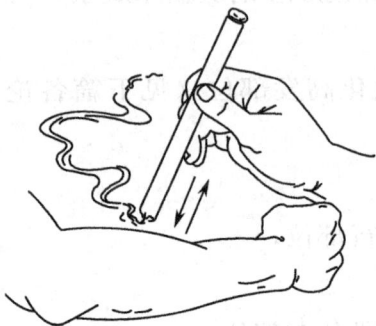

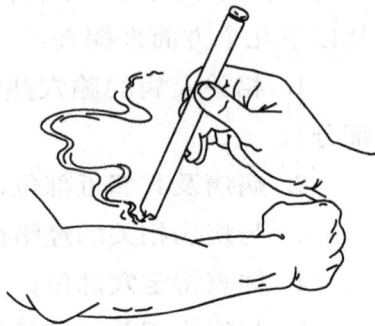

图 5-2　雀啄法　　　　　　　图 5-3　温和灸法

　　腧穴热敏化的探查手法通常是上述三种手法的密切配合。根据腧穴热敏化现象出现的时间，有迟发和速发之分，故在临床探查的过程中需要医生耐心、细心的观察。如果在上述的探查部位中均没有探查到腧穴热敏化，可再采用激发手法以激发患者整体经气水平，然后运用上述手法再次进行探查。所谓激发手法就是采用艾条温和灸法艾灸患者的神阙、关元、至阳、肾俞、足三里等强壮穴位，施灸时间为 20 分钟左右。

　　重复上述步骤，直至所有的热敏化腧穴被探查出。

五、腧穴热敏化的判别

　　腧穴热敏化是根据施灸部位对艾条悬灸的灸感反应

来判别的。长期的临床观察表明，腧穴热敏化在探查过程中，会出现以下几种灸感反应，只要出现以下一种以上（含一种）灸感反应就表明该腧穴已发生热敏化。

1. 透热　灸热从施灸点皮肤表面直接向深部组织穿透，甚至直达胸腹腔脏器。

2. 扩热　灸热以施灸点为中心向周围片状扩散。

3. 传热　灸热从施灸点开始循经脉路线向远部传导，甚至达病所。

4. 局部不热（或微热）远部热　施灸部位不（或微）热，而远离施灸的部位感觉甚热。

5. 表面不热（或微热）深部热　施灸部位的皮肤不（或微）热，而皮肤下深部组织甚至胸腹腔脏器感觉甚热。

6. 其他非热感觉　施灸（悬灸）部位或远离施灸部位产生酸、胀、压、重、痛、麻、冷等非热感觉。

一、选穴原则

1. 先选强敏化腧穴，后选弱敏化腧穴；

2. 先选躯干部，再选四肢部；

3. 先选近心穴，后选远心穴；

4. 远近搭配，左右搭配，前后搭配。

二、灸法操作

腧穴热敏化艾灸新疗法全部采用艾条悬灸的方法，结合临床运用及腧穴热敏化的特性，将艾条悬灸分为单点灸、双点灸、三点灸。

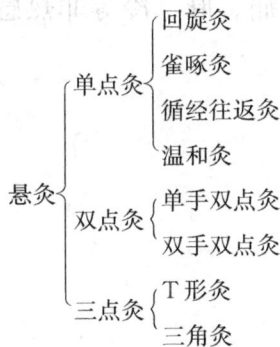

悬灸 {
　单点灸 {
　　回旋灸
　　雀啄灸
　　循经往返灸
　　温和灸
　}
　双点灸 {
　　单手双点灸
　　双手双点灸
　}
　三点灸 {
　　T形灸
　　三角灸
　}
}

（一）单点灸

单点灸是指对单个腧穴热敏化进行艾灸操作。根据临床操作需要，将单点灸分为回旋灸、雀啄灸、循经往返灸与温和灸。

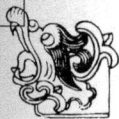

24

1. 回旋灸 用点燃的纯艾条在患者特定体表部位，距离皮肤 3cm 左右，均匀地左右方向移动或往复回旋施灸。以患者感觉施灸部位温暖舒适为度。回旋灸有

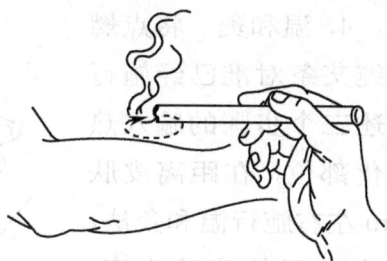

图 6-1 回旋灸

利于温热局部气血，临床操作以 1～3 分钟为宜（图 6-1）。

2. 雀啄灸 用点燃的纯艾条对准患者施灸部位，一上一下地摆动，如鸟雀啄食一样，以患者感觉施灸部位波浪样温热感为度。雀啄灸有利于加强施灸部位的热敏化程度，疏通局部的经络，从而为局部的经气激发，甚至产生灸性感传作进一步的准备。临床操作以 1～2 分钟为宜（图 6-2）。

3. 循经往返灸 用点燃的纯艾条在患者体表，距离皮肤 3cm 左右，沿经络循行往返匀速移动施灸，以患者感觉施灸路线温热为度。循经往返灸有利于疏导经络，激发经气。临床操作 2～3 分钟（图 6-3）。

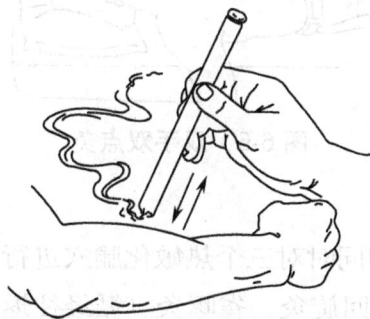

图 6-2 雀啄灸

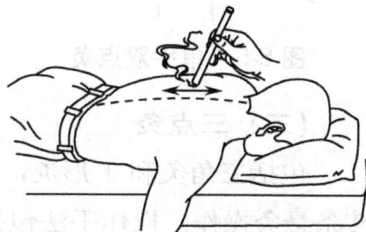

图 6-3 循经往返灸

4. 温和灸　将点燃的纯艾条对准已经施行上述三个步骤的腧穴热敏化部位，在距离皮肤3cm左右施行温和灸法，以患者无灼痛感为度。此种灸法有利于激发施灸部位的经气活动，发

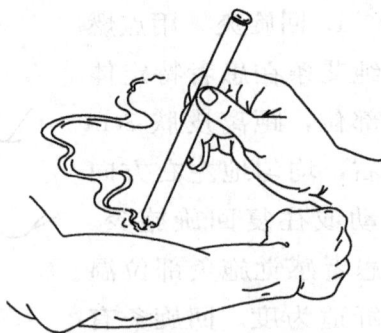

图 6-4　温和灸

动灸性感传，开通经络。临床操作以完成灸感四相过程为度（见下述施灸剂量），不拘固定的操作时间（图6-4）。

（二）双点灸

即同时对两个热敏化腧穴进行艾条悬灸操作。操作手法包括回旋灸、雀啄灸、循经往返灸、温和灸。双点灸有利于传导经气，开通经络。临床操作以完成灸感四相过程为度，不拘固定的操作时间（图6-5、图6-6）。

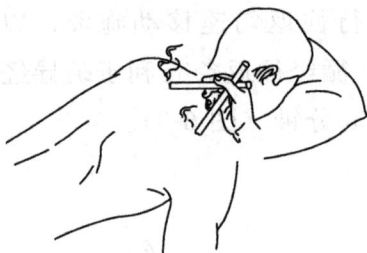

图 6-5　单手双点灸

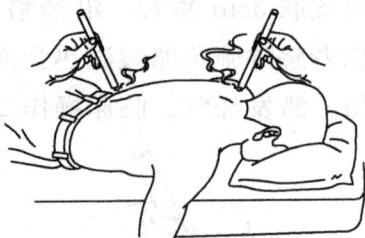

图 6-6　双手双点灸

（三）三点灸

包括三角灸和T形灸，即同时对三个热敏化腧穴进行艾条悬灸操作。操作手法包括回旋灸、雀啄灸、循经往返灸、温和灸。三点灸的适用部位为颈项部、背腰部、胸腹

部，如风池（双）与大椎、肾俞（双）与腰阳关、天枢（双）与关元等。三点灸有利于接通经气，开通经络。临床操作也以完成灸感四相过程为度（图6-7、图6-8）。

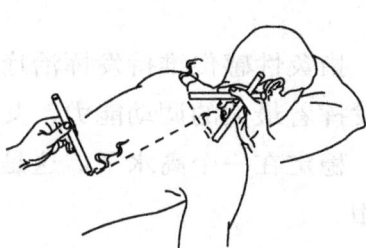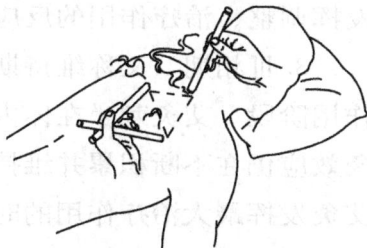

图6-7 T形灸　　　　　图6-8 三角灸

三、施灸剂量

掌握最佳施灸剂量，有助于提高临床疗效，防止不良反应。腧穴热敏化的施灸剂量不同于传统艾灸疗法，以是否完成灸感四相过程为标准。这既能满足临床治疗的需要，又充分体现中医个体化治疗的精髓。

1. Ⅰ相期　又称潜伏期，是指艾条悬灸热敏化腧穴时，从温和灸开始至灸性感传出现的这段时间。在这段时间内，艾灸刺激信号在体内进行传导，激发、整合各种功能活动，为腧穴热敏化反应显现从量上逐渐积累。不同疾病、不同部位，其对艾灸刺激的反应速度不同，不同性质病理过程也制约着灸性感传显现的速度，因此有迅速和缓慢之分。潜伏期短的，称为速发型，一般在几秒到几分钟之间。潜伏期长的，称为迟发型，一般在10分钟以上。

2. Ⅱ相期　又称传导期，指灸性感传被激发后，除局部出现热感渗透、扩散、酸、胀、重、麻等感觉外，灸感沿一定的路线传导，直达病区，即所谓的"气至病所"。这是经气传导的表现，是艾灸信号开始在机体内发挥调整、治疗作用的反应。

3. Ⅲ相期　又称维持期，指灸性感传维持发挥治疗作用阶段。艾灸刺激在体内发挥着最大的调动能力，艾灸效应仍在不断积累并维持、稳定在一个高水平，这是艾灸发挥最大治疗作用的时相。

4. Ⅳ相期　又称消退期，指灸性感传强度逐渐减弱，沿感传路线逐渐回缩，直至消失。这是机体经过艾灸逐步调整后，机能状态趋向平缓的表现。

四、灸 性 感 传

对热敏化腧穴施行艾条悬灸，极易出现灸性感传现象，其感觉形式、感传速度、感传深度、感传方向等与传统的循经感传现象比较，有其一定的特殊性。

1. 感觉形式　在热敏化腧穴上激发的灸性感传，其感觉形式以热感为主，可表现为热感扩散、热感渗透、热感感传等。也可出现施灸局部或非施灸部位的酸、麻、重、胀、蚁行、水流感、清凉感等，甚至还会出现非施灸部位的烧灼感、痛感等。艾条悬灸热敏化腧穴引发的灸性感传，其感觉形式可为单一感觉，亦可为多种感觉的复合，所以，应仔细询问患者，注意区别。

2. 感传速度　不同患者，不同部位的热敏化腧穴，其灸性感传速度是不同的，与针刺激发的感传速度范围基本相同。

3. 感传宽度 这在《灵枢·本输》上称为"阔数之度"。在热敏化腧穴上激发的灸性感传，其感传宽度有粗有细，与感传速度一样，变化很大，多数是以边缘模糊的线状和带状出现，但也可见片状扩散，或由线成片，或由片成线，不一而足。

4. 感传深度 在《灵枢·本输》上称为"深浅之状"。在四肢的感传线当行经关节处多是曲屈弯转，在躯体的表面则是直行向前。感传进入胸腹腔以后，必然是横穿斜达不受内腔的遮隔，畅行无阻。

5. 感传走向 所取腧穴热敏化的位置与病患的部位，是决定感传走向的一个主要因素。最主要的是循经至病，躯干部也多见前后直达的形式，或是上下分行、左右分支，腰腹部易出现两侧环抱；循行开始或过程中会有分叉多歧的情况；弥漫扩散也是出现比较多的形式，有的是在灸处扩散，有的则是行进一段距离再弥漫全身；灸感行进过程中大多数会如潮汐一起一伏向前推行。

6. 感传时间 疾病轻重不同，完成艾灸四相的时间不同，一般病情越重感传的时间越长。而且同一个病人随着病情的好转，每次感传的时间会缩短，这也是判断疾病轻重和病情转归的一个标准。最长可达数小时，最短数分钟。

一、艾灸作用

1. 温经散寒，行气通络　气血的运行，遇寒则凝，得温则散。朱丹溪认为，血见热则行，见寒则凝，故一切气血凝涩的疾病，均可用温灸来治疗。艾灸疗法通过对经络腧穴的温热刺激，起到温经通络、散寒除痹的作用，以加强机体气血运行，达到临床治疗目的。

2. 扶阳固脱，升阳举陷　阳气虚弱不固，轻者下陷，重者虚脱。艾叶性属纯阳，火本属阳，两阳相加，可益气温阳，升阳举陷，扶阳固脱。《灵枢·经脉》篇云："陷下则灸之"，《伤寒论》也指出"少阴病吐利，手足逆冷……脉不至者，灸少阴七壮"，故临床上阳气虚脱、气虚下陷等病症均可以用艾灸疗法来治疗。

3. 泄热拔毒，消瘀散结　早在《黄帝内经》中就有艾灸治疗痈肿的记载，《备急千金要方》中进一步指出灸法具有宣泄脏腑实热的作用，说明热证用灸并非是禁忌。《医学入门》指出："热者灸之，引郁热之气外发，火就燥

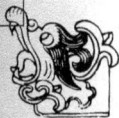

之义也"，而且在《医宗金鉴》中亦认为艾灸能开结拔毒，所以，"热证可灸"具有理论与临床依据。气血遇寒，凝涩为瘀，艾灸能温阳利气，气行则瘀散，血得温则行，故艾灸能消瘀散结。

4. 防病保健，延年益寿 "治未病"是中医学的重要学术思想，艾灸除了治疗作用外，还具有预防疾病、保健延年的功效。《黄帝内经》中提出"犬所啮之处灸三壮，即以犬伤法灸之"，《艾灸大成》中也认为艾灸能预防中风，可见艾灸具有预防疾病的功效。《扁鹊心书》中提出，人无病时，常灸关元、气海、命门等穴，能延年益寿，民间亦有"三里灸不绝，一切灾病息"之说，现代研究也表明，艾灸确能提高机体免疫能力，从而达到防病保健、延年益寿的功效。

二、腧穴热敏化艾灸的适应证

腧穴热敏化是疾病在体表的病理反应类型之一，它既能反应疾病的性质、病理，同时又能作为艾灸的治疗切入点，起到治疗疾病的作用。研究表明，腧穴热敏化的最佳刺激方式为艾条悬灸刺激。临床上凡是出现腧穴热敏化的疾病，无论热证、寒证，或是虚证、实证，均是腧穴热敏化艾灸新疗法的适应证。目前我们已观察了对以下病症有良好的效果：感冒、慢性支气管炎、支气管哮喘、消化性溃疡、功能性消化不良、肠易激综合征、便秘、原发性痛经、盆腔炎症、阳痿、偏头痛、面瘫、三叉神经痛、面肌痉挛、枕神经痛、疱疹后神经痛、脑梗死、失眠、过敏性鼻炎、荨麻疹、颈椎病、腰椎间盘突出症、肩周炎、膝关节骨性关节炎、肌筋膜疼痛综合征、网球肘。

从证候方面观察，腧穴热敏化艾灸对寒证、湿证、瘀证、虚证均有效。

1. 寒湿入体，灸优于针　寒邪收引，湿性凝滞，寒湿为邪，经络闭阻，而艾灸疗法深具温经通络、祛湿散寒的作用，可用于治疗寒凝湿滞、经络闭阻引起的各种病症。在治疗由于寒湿引起的病症时应以艾灸疗法为主，取"以阳制阴"之意，可收事半功倍之效。

2. 瘀血阻络，灸亦所宜　寒邪凝涩，血运不畅成瘀，或气滞血瘀、血虚成瘀等，阻滞经络。艾灸能温经通阳，温运气血，气行则血行，血行则瘀散，故治疗瘀血阻络，艾灸能化瘀通络，取其"温通"效应。

3. 阳虚病证，灸贵于针　艾叶为纯阳之品，性温通经络；艾火温热，可直达经络，补虚起陷。因此，对于以阳虚为主的病症，用艾灸治疗能温补阳气、升阳举陷，使火气助元气，以达助阳治病之功。

4. 气阴不足，亦可用灸　张仲景在《伤寒论》中指出"微数之脉，慎不可灸……火气虽微，内攻有力，焦骨伤筋，血难复也"，此论对后世影响很大，由此，许多医家认为灸法有劫阴耗气之弊，故对于气阴不足病症不宜用灸或禁止用灸。金元四大家之一朱丹溪认为热证用灸，乃"从治"之意，之所以用于阴虚证的治疗，是因灸有补阳之功效，而"阳生则阴长"也。另据龚居中《红炉点雪》所说"虚病得火而壮者，犹火迫水而气升，有温补热益之义也"。气虚、阴虚者，用灸法以热补气，使脾胃气盛，运化正常，则气阴得补，此为"以阳化阴"之意，故气阴亏虚之症亦可用灸。

5. **热毒之证，亦可灸之**　历代有不少医家提出热证禁灸的问题，如汉代张仲景指出热证灸治可引起不良后果，并告诫人们无论是阳盛的热证或是阴虚的热证，均不可用灸法。宋代《圣济总录》也指出："若夫阳病灸之，则为大逆。"清代医家王孟英还提出了"灸可攻阴"之说，把灸法用于热证视为畏途。近代还有不少艾灸教材，也把热证定为禁灸之列，有些人甚至认为"用之则犹如火上添油，热势更炽"。故无论伤寒杂病，凡涉及三阳者，皆禁用灸治。然而，通考《内经》全文，并无"发热不能用灸"的条文与字样，却有"热病二十九灸"之说；又《素问·六元正纪大论》认为"火郁发之"，而灸法正可以使血脉扩张，血流加速，腠理宣通，从而达到"火郁发之"散热退热与祛邪外出的目的；明代龚居中在其《红炉点雪》一书中，更是明确指出灸法用于寒热虚实诸证，无往不宜。因此，艾灸疗法并非是"以火济火"，而恰恰是"热能行热"。故火热之证，灸亦所宜。

综上所述，凡是出现腧穴热敏化的疾病，无论热证、寒证，或是虚证、实证，均是腧穴热敏化艾灸疗法的适应证。

腧穴热敏化艾灸新疗法虽然采用艾条悬灸的方法，但仍须注意以下各点，以保证其安全有效。

1．施灸时，应向患者详细交待腧穴热敏化艾灸疗法的操作过程，打消患者对艾灸的恐惧感或紧张感，以取得患者的合作。

2．施灸时，应根据患者的年龄、性别、体质、病情，充分暴露施灸部位，采取舒适的、且能长时间维持的体位。

3．施灸剂量应根据是否完成四相过程为度，不应拘泥时间长短。

4．婴幼儿及昏迷、感觉障碍、肿瘤晚期、糖尿病、结核病、出血性脑血管疾病（急性期）、大量吐（咯）血患者，及皮肤溃疡处、孕妇的腹部和腰骶部禁灸。

5．在过饥、过饱、过劳、酒醉等情况下，不宜施灸。

6．艾灸局部出现水泡，水泡较小时，宜保护水泡，勿使破裂，一般数日即可吸收自愈。如水泡过大，用注射器从水泡下方穿入，将渗出液吸出后，从原穿刺孔注入适量庆大霉素注

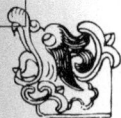

第八章 腧穴热敏化艾灸注意事项

射液，并保留 5 分钟左右，再吸出药液，外用消毒敷料保护，一般数日可痊愈。

7. 施艾灸时，要注意防止艾火脱落灼伤患者，或烧坏患者衣服和诊室被褥等物。

8. 治疗结束后，必须将燃着的艾条熄灭，以防复燃。

人体腧穴存在静息态与敏化态两种状态；人体在疾病状态下，体表腧穴会发生敏化，敏化态的腧穴对外界相关刺激呈现"小刺激大反应"。长期的研究表明，腧穴热敏化是腧穴敏化的一种新类型，热敏化腧穴的最佳刺激为艾灸热刺激，也是灸疗的最佳选穴，疗效远优于常规静息态腧穴的艾灸疗法，而且艾灸热敏化腧穴极易激发感传（95％的出现率）乃至气至病所，表明灸之要，仍然是气至而有效，完善和发展了"刺之要，气至而有效"的艾灸理论。

近年的临床研究表明，热敏化穴灸疗对下列病症能明显提高疗效：如骨性关节炎、肌筋膜疼痛综合征、颈椎病、腰椎间盘突出症、感冒、面瘫、面肌痉挛、三叉神经痛、功能性消化不良、肠激惹综合征、男性性功能障碍、痛经、盆腔炎、慢性支气管炎、支气管哮喘、中风等。

通过对以下三种疾病进行样本临床疗效对比观察，证明腧穴热敏化艾灸疗法确能明显提高艾灸临床疗效。

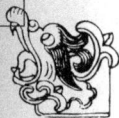

第九章　腧穴热敏化艾灸临床疗效

一、腧穴热敏化艾灸治疗脾虚型胃电节律紊乱临床疗效观察

选择确诊为功能性消化不良患者 46 例，中医辨证属脾气虚弱。随机分为二组，分别为热敏化腧穴悬灸治疗组（23 例）与辨证选穴悬灸组（23 例）。热敏化腧穴灸治疗组患者均能在脾俞、胃俞、中脘、足三里穴附近找到热敏化腧穴，每次选取 2 个热敏化腧穴悬灸，每次施灸时间为热敏化腧穴灸性感传消失所需时间为度，每日 1 次，热敏化腧穴消失后再换其他部位的热敏化腧穴艾灸，15 天为 1 个疗程。辨证选穴悬灸组选穴仍为脾俞、胃俞、中脘、足三里，但未发生热敏化，每次分别选取上述穴位各 1 个，每穴施灸 15 分钟，每日 1 次。每位患者在治疗前与治疗 15 天后均记录体表胃电并进行频谱分析。两组患者治疗前其性别、年龄、病程、症状积分及胃电频谱无统计学差异。经 15 天艾灸治疗后，热敏化腧穴悬灸组患者纳差、上腹饱胀症状明显改善，症状积分治疗前 2.11±0.24，治疗后降至 1.05±0.18；胃电正常频段百分比治疗前 42.87±12.33，治疗后上升至 60.32±7.29，辨证取穴悬灸组患者纳差、上腹饱胀症状轻度改善，症状积分治疗前 2.28±0.21，治疗后降至 1.61±0.28，胃电正常频段百分比治疗前 40.54±10.33，治疗后上升至 48.45±5.47。治疗后各项疗效指标两组间对比均有统计学差异，表明热敏化腧穴灸的临床疗效优于辨证选穴灸（非热敏化腧穴灸）。

二、腧穴热敏化艾灸治疗肌筋膜疼痛
综合证的临床疗效观察

选取肌筋膜疼痛综合征（MPS）患者 50 例，随机分为 2 组，分别为热敏化腧穴悬灸治疗组（30 例）和针刺＋拔罐＋特定电磁波谱治疗仪（TDP）对照组（20例），两组均为 10 天 1 个疗程，共治疗 1 个疗程（包括不足 10 天痊愈者），采用国际公认的简化麦吉尔疼痛量表为观察指标，观察以上两种不同方法治疗肌筋膜疼痛综合征的临床疗效差异。结果表明：治疗后热敏化腧穴悬灸治疗组与针刺＋拔罐＋TDP 对照组症状积分比较有极显著差异（$P < 0.001$）；治疗组痊愈率和显效率为 20.00％，73.33％，对照组痊愈率和显效率为 0％，15.00％，两组显愈率（93.33％，15.00％）比较有极显著差异（$P < 0.001$）；治疗组有效以上病例治疗天数平均为 $3.18 \pm 1.59d$，对照组为 $7.00 \pm 2.47d$，二者比较有极显著差异（$P < 0.001$），表明热敏化腧穴灸治疗 MPS 的疗效远优于目前治疗 MPS 的针＋罐＋TDP 的综合疗法。

三、腧穴热敏化艾灸治疗膝关节骨性
关节炎的临床疗效观察

选取膝关节骨性关节炎患者 40 例，随机分为 2 组，分别为热敏化腧穴悬灸治疗组（21 例）和辨证选穴（穴位相同，但未发生热敏化）悬灸对照组（19 例），两组均为 20 天 1 个疗程，共治疗 1 个疗程（包括不足

20 天痊愈者），采用国际公认的膝关节功能评分表（百分法）为观察指标，两组病人均在每疗程治疗前后分别测定疼痛、步行、关节屈曲动度、不稳定感、肿胀、上下楼梯和绞锁进行计分。根据治疗前后的积分变化来衡量治疗治疗效果，观察以上两种不同方法治疗膝关节骨性关节炎的临床疗效。结果表明：对疼痛、步行、关节屈曲动度、不稳定感、肿胀、上下楼梯和绞锁 7 项指标的评分，热敏化腧穴悬灸组和辨证选穴悬灸组治疗后总分积分分别为 83.14 ± 9.30 与 65.58 ± 13.14，有极显著差异（$P < 0.01$）；热敏化腧穴悬灸组和辨证选穴悬灸组显愈率分别为 80.95％与 21.05％，二者有极显著差异（$P < 0.01$），表明热敏化腧穴灸治疗膝关节骨性关节炎明显优于辨证选穴（非热敏化腧穴）灸疗法。

腧穴热敏化艾灸疗法是基于腧穴热敏化理论的一种新的艾灸疗法，完善和发展了"刺之要，气至而有效"的针灸理论，大幅度提高了艾灸的临床疗效，继承和发展了传统的针灸理论。

腧穴热敏化艾灸作用是指艾灸刺激热敏化腧穴对机体生理、病理过程的影响以及这种影响在体内引起的反应。艾灸刺激是一种非特异性刺激，通过激发或诱导体内固有的调节系统功能，使失调、紊乱的生理生化过程恢复正常。因此艾灸效应并不是艾灸刺激直接产生，而是通过体内介导的固有调节系统所产生，这就决定了艾灸作用是调节作用。腧穴热敏化艾灸作用具有以下特点。

一、双向调节

腧穴热敏化艾灸的双向调节特点是指艾灸热敏化腧穴能产生兴奋或抑制的双重效应。当适宜的艾灸刺激作用于机体，其效应总是使偏离正常生理状态的生理生化功能朝着正常生理状态方向发展转化，使紊乱的功能恢复正常。即在机体功能状态低下时，艾灸可使之增强；功能状态亢进时又可使之降低（见表10-1），但对正常生理功能无明显影响。腧穴热敏化艾灸的双向调节特点，是艾灸疗法无毒副反应的根本原因。

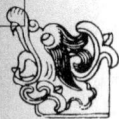

第十章 腧穴热敏化艾灸作用基本特点

表 10-1　腧穴热敏化艾灸双向调节效应

生理量	病理状态	艾灸效应
心率	心动过速	减慢心率
	心动过缓	增加心率
胃运动	胃动过速	胃运动减慢
	胃动过缓	胃运动加快
肠运动	肠运动亢进	肠运动减弱
	肠运动减弱	肠运动增强
膀胱张力	紧张性膀胱	膀胱张力下降
	弛缓性膀胱	膀胱张力增加
血压	高血压	血压下降
	低血压	血压升高
眼压	高眼压	眼压下降
	低眼压	眼压升高
皮层兴奋性	嗜睡	皮层兴奋性升高
	失眠	皮层兴奋性下降

二、整体调节

腧穴热敏化艾灸的整体调节特点包括两方面含义：

一是指可在不同水平上同时对多个器官、系统功能产生影响，如对艾灸镇痛机制可分析如下（图 10-1）。

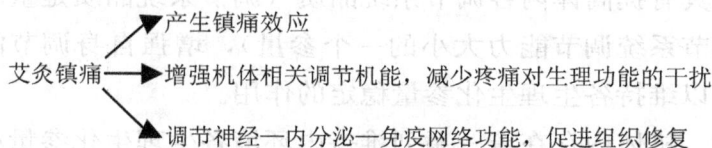

艾灸镇痛 ⟶ 产生镇痛效应
艾灸镇痛 ⟶ 增强机体相关调节机能，减少疼痛对生理功能的干扰
艾灸镇痛 ⟶ 调节神经—内分泌—免疫网络功能，促进组织修复

图 10-1　艾灸镇痛机制

　　二是指艾灸对某一器官功能的调节作用，是通过该器官所属系统甚至全身各系统功能的综合调节而实现的。如对艾灸治疗胃和十二指肠溃疡的机制可分析如下（图 10-2）。

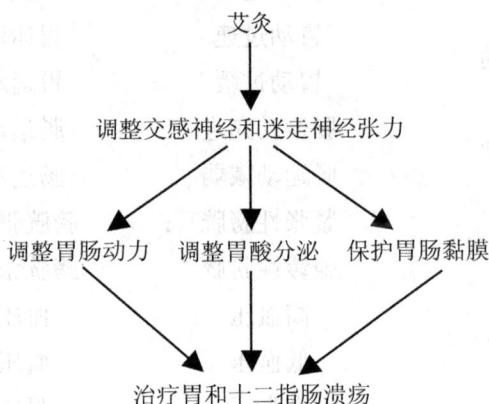

艾灸

↓

调整交感神经和迷走神经张力

↙　↓　↘

调整胃肠动力　调整胃酸分泌　保护胃肠黏膜

↘　↓　↙

治疗胃和十二指肠溃疡

图 10-2　艾灸治疗胃和十二指肠溃疡的机制

　　腧穴热敏化艾灸对机体各系统、各器官功能几乎均能发挥多环节、多水平、多途径的综合调节作用。腧穴热敏化艾灸整体调节特点是其具有广泛适应证的基本原因。

三、品 质 调 节

　　腧穴热敏化艾灸的品质调节特点是指腧穴热敏化艾灸具有提高体内各调节系统品质（调节系统品质是量度调节系统调节能力大小的一个参量），增强自身调节能力以维持各生理生化参量稳定的作用。

　　机体内存在着一系列维持内环境各生理生化参量相对稳定的复杂调节系统，主要是神经—内分泌—免疫调节系统，能对各种影响内环境稳定的干扰作出主动的调节反应以维持内环境稳定。腧穴热敏化艾灸正是通过激发或诱导体内这些调节系统，调动体内固有的调节潜力，提高其调节品质，增强其调节能力，从而产生双向调节效应、整体调节效应和自限调节效应，使紊乱的生理生化功能恢复正常。从艾灸刺激到艾灸效应，两者不是直接联系，其中由体内各种调节系统介导（图10-3）。

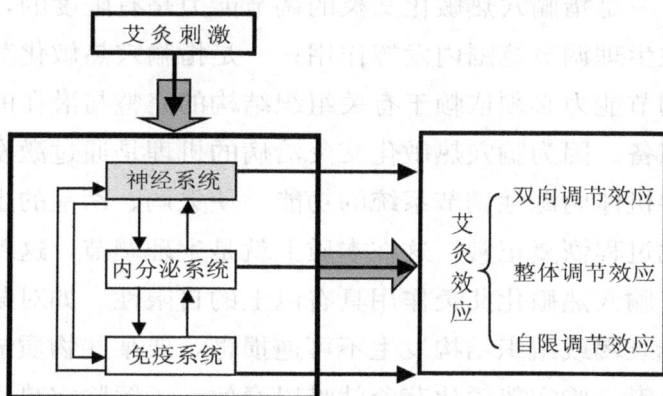

图10-3 品质调节

腧穴热敏化艾灸的这一品质调节作用揭示了腧穴热敏化艾灸对偏离正常态的紊乱生理功能呈现双向调节效应，而对正常态生理功能无明显影响这一现象的深层次答案：即腧穴热敏化艾灸对正常态生理功能无影响，并不是对正常态机体功能无作用。无论对机体正常态或病理态，腧穴热敏化艾灸都提高了体内调节系统的调节品质，增强了调节能力，但对不同机体状态表现不同。对病理态呈现双向调节作用（治病作用），而对正常态呈现防病保健作用，表现为对随后受到的干扰因素（致病因素）引起的机体功能紊乱偏离度显著减少。

腧穴热敏化艾灸的品质调节作用是艾灸防病保健作用的内在机理，具有重要的理论与临床意义，是一块待开垦的新领域，对中医中药学科研究也有启发作用。

四、自限调节

腧穴热敏化艾灸的自限性调节特点包括两方面含义：一是指腧穴热敏化艾灸的调节能力是有限度的，只能在生理调节范围内发挥作用；一是指腧穴热敏化艾灸的调节能力必须依赖于有关组织结构的完整与潜在的功能储备。因为腧穴热敏化艾灸治病的机理是通过激发或诱导机体内源性调节系统的功能，使失调、紊乱的生理生化过程恢复正常，这在本质上就是生理调节，这就决定了腧穴热敏化艾灸作用具有以上的自限性。如对某些功能衰竭或组织结构发生不可逆损害，或某些物质缺乏的患者，腧穴热敏化艾灸就难以奏效。了解腧穴热敏化艾灸调节的自限性，有利于我们正确认识腧穴热敏化艾灸的适应证与合理应用腧穴热敏化艾灸疗法，从而提高临床疗效。

研究腧穴热敏化艾灸作用的基本特点，对于了解腧穴热敏化艾灸治病的机理，掌握腧穴热敏化艾灸治病的规律，以及合理认识和应用腧穴热敏化艾灸疗法、提高临床疗效、指导临床具有非常重要的意义。

配穴处方是针灸治病的关键步骤，腧穴的选取是否恰当，直接关系到临床疗效的好坏。针灸治疗的选穴原则一般有局部近取、循经远取和辨证选穴三种，其中辨证选穴在现代应用尤为普遍。

一、辨证选穴应用广泛

辨证选穴是根据病证的性质，进行辨证分析，将临床所见的各种不同证候按照脏腑疾患、经络证候和相应组织器官病症的形式进行分析归纳，选取相应穴位。

《内经》中对辨证选穴虽无专门论述，但异病同穴和同病异穴的选穴方法在具体病症的治疗中反映的很清楚，如《灵枢·杂病》中"厥，气走喉而不能言，手足清，大便不利，取足少阴……嗌干，口中热如胶，取足少阴"，"小腹满大，上走胃，至心，渐渐身时寒热，小便不利，取足厥阴；腹满，大便不利，腹大，亦上走胸嗌，喘息喝喝然，取足少阴；腹满，食不化，腹向向然，不能大便，取足太阴"。原文中"足少阴"、"足厥阴"、

第十一章 辨『敏』取穴与辨证取穴关系

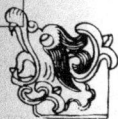

45

"足太阴"均为穴名，而不是经脉名，后世医家将这种
"经脉穴"名理解为经脉名，渐渐形成了另一种意义的
"循经取穴"原则，如今也被广泛应用。

　　宋代以后，辨证选穴受到很大重视。有关文献中开
始出现对病症的辨证分型，并根据证来选取穴位。同
时，针灸选穴也更注重分经辨治，例如张洁古治中风，
分太阳、阳明、太阴、少阴四证。太阳证，刺至阴出
血；阳明证，取陷谷、厉兑；太阴证，取隐白；少阴
证，取太溪。并注明"今之分经治疗，各分经针刺，无
不愈也"。又其治腰痛谓"腰痛在身之前：足阳明原穴；
身之后：足太阳原穴；身之侧：足少阳原穴"。这种按
照分经辨治的取穴方法是循经取原穴或五输穴为主，与
今日之循经选穴有所不同。

　　在现代针灸教材中，辨证选穴更为普遍，国家规划
教材（通称6版）《针灸治疗学》将辨证论治的思路引
入针灸处方，按证型不同而选用相应穴位。如治头风即
按照辨证分型来加减处方：肝阳上亢型加太冲、丘墟，
痰浊上扰型配中脘、丰隆，瘀阻脑络型刺委中、膈俞，
气血亏虚型补足三里、三阴交等。又如，腰痛的治疗也
是按辨证分型而治的，而且在现代中医学及针灸学教材
中腰痛的治疗分型有相当的一致性。可见，在现代针灸
临床选穴中，辨证选穴原则的应用已经十分广泛。

二、腧穴的敏化现象

　　机体在疾病状态下，体表相关部位会出现病理反
应，这种病理反应随疾病的发生而产生，随病情的改善

而减轻或消失，其中一类病理反应对外界刺激较为敏感，表现为刺激部位的感觉敏感和刺激效应的敏感，这种现象就称为敏化现象。

历代文献中均已记载了敏化现象，力敏化是最早发现的敏化现象，其特征是压痛或按压后可使病痛减轻，病人感觉舒服，如《灵枢·经筋》里的"以痛为输"，《素问·缪刺论》中"应手如痛"，《灵枢·五邪》的"快然"，唐代孙思邈提出的阿是穴之说，"人有病痛，即令捏（掐）其上，若里当其处，不问孔穴，即得便快成（或）痛处。即云阿是，刺灸皆验"，阿是穴之说也沿用至今。近年来国内有关体表-内脏相关的研究进展也揭示，内脏疾病能使体表经穴敏化。临床上经穴敏化的表现形式多种多样，如腧穴压痛、痛觉过敏、按之快然、皮温改变及其他神经源性炎症反应等。这些敏化形式是客观存在的，对其发生机制的研究，目前最为深入的就是牵涉痛。汇聚-投射学说已经得到充分的证明和承认，大量动物实验也证明，在脊髓、脑干网状结构、丘脑以及大脑皮质等各级中枢，都存在着既受来自内脏传入信息的影响又受来自体表传入信息影响的神经元，或两方面传入的信息投射在同一部位的汇聚现象。牵涉痛机制的研究成果同时也说明了敏化现象发生的物质基础是客观存在的。

近年来我们的临床研究表明，人体在病理状态下，体表可产生一种新类型的病理反应即腧穴热敏化现象，这种现象的特征有：透热、扩热、传热、局部不热（或微热）远部热、表面不热（或微热）深部热、产生其他非热感觉及灸感传导之处，病症随之而缓解。普查结果显示，热敏化现象在健康人群的出现率约 5％～10％，而在肌筋膜炎、支气管哮喘、盆腔炎等 20 多种疾病中出现率平均约 70％左右。寒证、湿证、瘀证、虚证中居多，急性病和慢性病均可出现。疾病痊愈后，热敏化现象出现率下降至 10％～15％左右。热敏化出现的部位与经穴定位不完全符合，并且具有时变特性，即随着时间其部位和强度也发生变化。

以上这些敏化现象或单独存在，或相互并存，构成了疾病体表征象的一个重要组成部分，指导我们对疾病的诊断和治疗。

三、辨"敏"选穴与辨证选穴的关系

针灸是通过刺激体表腧穴来激发机体内源性调控系统功能从而防治疾病的一种疗法，与疾病敏化点的关系极为密切。腧穴的起源是"以痛为输"的敏化现象，随着针灸临床的发展，才逐渐演变成经穴。敏化现象不仅是疾病的一种特殊的病理表现，还是针灸治疗的刺激点，这种选穴原则和方法，即是辨敏选穴。

古人在长期的医疗实践中，已经认识到敏化现象的部分特性及其与疾病的相对特异联系，创立了一系列通过辨敏选穴来治疗疾病的方法。如《灵枢·经筋》、《灵枢·背腧》、《素问·缪刺论》、《灵枢·五邪》等篇中都有相关论述，说明最初治疗点的选择就是压痛点或"快然"点；唐代孙思邈提出了阿是穴之说，认为选用阿是穴治疗疾病，"刺灸皆验"，阿是穴这种辨敏选穴的方法

也在后世得以广泛应用；内脏有病时，往往会在耳廓的一定部位出现压痛、变色、变形、脱屑、电阻降低等敏化现象，根据耳廓上反应点的位置来定位选取最佳的治疗点，是耳穴治疗的一个重要环节；大量临床观察和近年来有关体表-内脏相关的研究进展均表明，敏化的经穴更具经穴效应特异性。所以现代临床治疗疾病时，通常选取那些敏化的腧穴作为首选的穴位施治。

我们对于热敏化现象的研究也发现，艾条悬灸热敏化经穴治疗肌筋膜疼痛综合征、骨性关节炎、哮喘、慢性支气管炎、胃轻瘫、肠易激综合征、慢性盆腔炎、特发性面神经麻痹等疾病，与艾条悬灸非热敏化的相同经穴比较，临床疗效大幅度提高（如关于热敏化腧穴灸治疗脾虚型胃电节律紊乱临床疗效观察及热敏化腧穴灸治疗肌筋膜疼痛综合征的临床疗效观察见前述）。

综上可见，人体经穴存在敏化态与静息态两种状态，疾病能激发经穴由静息态跃迁至敏化态，处在敏化态的经穴对外界相关刺激呈现特异性的"小刺激大反应"现象。敏化穴位最能体现穴位特异性，说明经穴自身不同功能状态对经穴效应特异性具有重要影响。对敏化状态的穴位进行适宜针灸刺激，疗效远优于常规静息态经穴的针灸疗法，即辨敏选穴优于辨证选穴。

辨敏选穴直接关系到临床疗效，对于针灸治病具有重大意义。而不同的敏化方式各有其大致适宜的刺激方式，如热敏化穴位的最佳刺激为艾热，力敏化穴位适宜指压和针刺，结节点适宜穴位注射，皮肤丘疹样点适宜挑刺，瘀点适宜三棱针点刺等等，不一而足。进行辨敏选穴，在敏化腧穴上施以适宜刺激，应作为临床选穴的重要原则，也是针灸取效的关键所在。

　　针灸疗法的运用应在整体观念的指导下，对疾病进行辨证分析，在辨证选穴的基础上，突出辨敏选穴，优选高效治疗穴位，并结合以病痛部位为依据的局部近取、循经远取等方法进行配穴处方，以更好地起到疏通经络、扶正祛邪、调和阴阳的治疗作用，提高临床疗效。

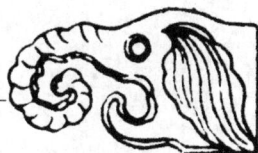

下 篇

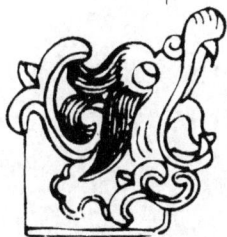

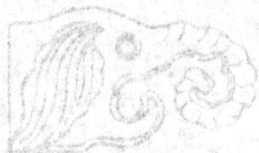

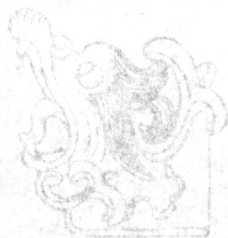

第十二章 常见病症的治疗

第一节 感 冒

一、概 述

感冒是由多种病毒引起上呼吸道感染，出现鼻塞、流涕、喷嚏、咳嗽、头痛、恶寒发热、全身不适等症状的一种常见外感病。感冒如见广泛流行，症状较重，则又称为"时行感冒"。现代医学中的上呼吸道感染属感冒范畴，流行性感冒等属时行感冒范畴。

本病中医又称"伤风"、"伤寒"、"冒寒"、"重伤风"、"冒风"等，多因风邪乘虚侵袭肺卫皮毛所致。四时之中，气候失常，时令之暑、湿、燥邪也能杂感而为病。

二、诊 断 要 点

1. 以局部症状为主，主要有流涕，喷嚏，鼻塞，有时见咳嗽，咽痛，声嘶，流泪等。

2. 全身症状可有或不明显，常表现为全身不适，畏寒发热，头痛头昏，四肢腰背酸痛等。

3. 血象检查白细胞多为正常或减少。

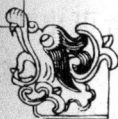

三、穴位热敏化分布

以头面部及项背部为高发区，多出现在风池、风府、大椎、肺俞、太阳、上印堂等区域。

四、灸疗操作

根据上述穴位出现热敏化的不同，按下述步骤分别依序进行回旋、雀啄、循经往返、温和灸四步法施灸操作：先行回旋灸 2 分钟温热局部气血，继以雀啄灸 1 分钟加强敏化，循经往返灸 2 分钟激发经气，再施以温和灸发动感传、开通经络。

1. 风池穴双点温和灸，患者自觉热感透至颅内并扩散至整个颈后部且向头顶部传导，灸至感传消失；

2. 大椎、肺俞穴三角温和灸，患者自觉热感透至深部并扩散至整个颈背部且向头顶传导，灸至感传消失；

3. 上印堂穴单点温和灸，患者自觉热感扩散至整个前额部，灸至感传消失。

4. 太阳穴双点温和灸，患者自觉热感扩散至双侧颞部，灸至感传消失。

五、感传活动

1. 感传性质　以温热感为主，亦可见酸胀、疼痛（非施灸局部）、灼热（非施灸局部）、麻木等，少数患者可出现凉感。

2. 感传形式和路径　感传形式为扩散、深透、循一定路线传导（有蚁行、流水等形式）等。如灸风池穴热感透至颅内、扩散至颈后部且传向头顶，灸大椎、肺俞穴热感透至深部、扩散至整个颈背部且向头顶传导，灸太阳、上印堂穴热感扩散至整个头面部（图 12-1-1～图 12-1-3）。

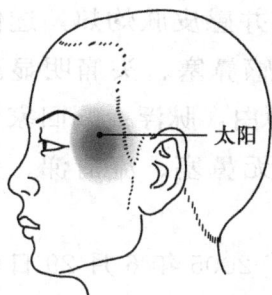

图 12-1-1　太阳

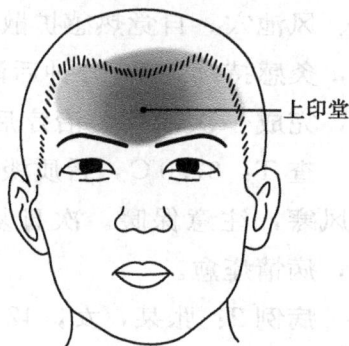

图 12-1-2　上印堂

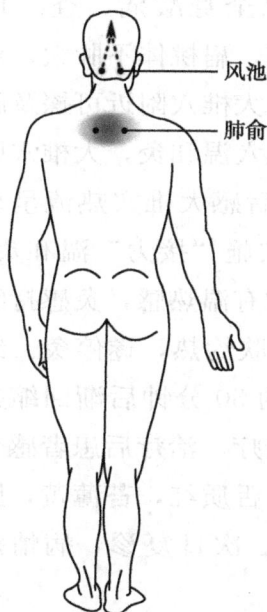

图 12-1-3　肺俞、风池

六、典型病例

病例 1：陈某，男，51 岁，于 2005 年 5 月 14 日就诊。主诉鼻塞头疼 1 天。诉昨日下午因天气变化而出现鼻塞、头疼，伴全身无力，今晨起咽痛、鼻流清涕，全身酸痛。查：T：37.6℃，舌质淡，苔薄白，脉浮。咽红，扁桃体不肿大，双肺呼吸音清。诊断：感冒。经查，可探及大椎、风池、上印堂、百会穴附近有明显透热现象。当即于上印堂穴、百会穴施热敏化穴温和灸，上印堂穴立即有明显透热与扩热现象，6 分钟后感整个头颅均有温热感，灸感持续约 15 分钟后渐回缩并感施灸点皮肤灼热，遂停灸。换灸大椎、风池穴，自觉热感扩散至整个颈后部且向头顶部传导，灸感持续约 25 分钟后渐回缩并感皮肤灼热，遂停灸，完成一次治疗。治疗后患者感鼻塞、头痛明显减轻。查 T：37.0℃，舌质淡，苔薄白，脉浮。嘱回家后避风寒，注意保暖。次日复诊，无鼻塞、流清涕、头痛，病情痊愈。

病例 2：张某，女，42 岁，于 2005 年 6 月 29 日就诊。主诉：发热恶寒 1 天。诉昨日上午无明显诱因出现发热，怕冷，咽喉不适，自测 T：37.9℃，口服板蓝根疗效不显，今晨起症状加重，感全身酸痛。查：T：38.2℃，舌红苔薄黄，脉浮，咽红，扁桃体不肿大，双肺呼吸音清。诊断：感冒。经查，大椎穴附近可探及腧穴热敏化。当即于大椎穴施热敏化穴温和灸，大椎穴即有明显扩热、传热现象，10 分钟后感大椎穴热流呈线状上传于风府穴附近，速在风府穴施"接力"温和灸，热深透颅内，数分钟后整个头颅均有温热感，灸感持续约 15 分钟后渐回缩并感风府穴皮肤灼热，遂停灸。继灸大椎穴，扩热、传热灸感持续约 30 分钟后渐回缩并感皮肤灼热，遂停灸，完成一次治疗。治疗后患者感全身酸痛明显好转。查 T：37.5℃，舌质红，苔薄黄，脉浮。嘱回家后避风寒，注意保暖。次日复诊，病情痊愈。

病例 3：颜某，女，23 岁，于 2005 年 8 月 14 日

就诊。主诉全身酸痛 2 天，呕吐 1 天。诉前日外出劳动后感全身酸痛、头晕，伴胸闷欲吐，自服十滴水、人丹，症状稍好转，昨晨起症状加重，头重如裹，全身微出汗，胸闷欲吐，中午进餐后 1 小时呕吐一次，吐出当餐进食，自服藿香正气水无效，今晨仍感全身酸痛，恶寒怕冷，吐出早餐，大便稀。现来我科就诊。查：T：37.3℃，舌淡苔腻，脉濡，咽不红，扁桃体不肿大，双肺呼吸音清，四肢皮温偏低微有汗出。诊断：暑湿感冒。经查，中脘、左太阳穴附近可探及腧穴热敏化。于中脘穴行热敏化温和灸，即感热流徐徐入内，5 分钟后热流扩散约 7.0cm×8.0cm 大小，10 分钟后感热流渗透入腹腔，整个上腹部感热流涌动，嗳气数次，灸感持续约 30 分钟后透热、扩热感消失，回缩至中脘穴并感皮肤灼热，乃停灸，换左太阳穴立即有明显扩热现象，感左侧头颅皮肤均有温热感，灸感持续约 20 分钟后渐回缩并感左太阳穴皮肤灼热，遂停灸，完成一次治疗。灸后四肢皮温恢复正常，精神明显好转。次日复诊，病情痊愈。

第二节　慢性支气管炎

一、概　　述

慢性支气管炎是指气管、支气管黏膜及其周围组织的慢性非特异性炎症，临床上以咳嗽、咳痰或伴有喘息及反复发作的慢性过程为特征。

本病属中医"内伤咳嗽"范畴。内伤咳嗽多因平素体虚，或肺阴虚损，肺气上逆，或脾胃虚寒，健运失职，痰湿内生，上扰肺络，而引起咳嗽。他脏及肺者，多因邪实导致正虚，多与脾、肝、肾等脏腑密切相关。

二、诊断要点

1. 慢性咳嗽、咯痰或伴喘息，每年持续 3 个月或以上，连续发作 2 年或更长时间。

2. 每年发病不足 3 个月，而有明确的客观检查依据（如 X 线、呼吸功能测定等）者亦可诊断。

3. 排除心、肺的其他疾病（如肺结核、哮喘、支气管扩张、肺癌、心脏病等）。

三、穴位热敏化分布

以背部及腰骶部为高发区，多出现在风门、肺俞、至阳、次髎、命门、肾俞、脾俞等区域。

四、灸疗操作

根据上述穴位出现热敏化的不同，按下述步骤分别依序进行回旋、雀啄、往返、温和灸四步法施灸操作：先行回旋灸 2 分钟温热局部气血，继以雀啄灸 1 分钟加强敏化，循经往返灸 1 分钟激发经气，再施以温和灸发动感传、开通经络。

1. 风门穴双点温和灸，患者自觉感到热感透至胸腔并传至上肢，灸至感传消失；

2. 至阳、肺俞穴三角温和灸，患者自觉热感透至胸腔并沿督脉向上传导，灸至感传消失；

3. 次髎、命门穴 T 形温和灸，患者自觉热感扩散至整个腰部并向下肢传导，灸至感传消失；

4. 肾俞、脾俞穴同时双点温和灸，患者自觉热感透至深部并扩散至整个腰背部，灸至感传消失。

五、感传活动

1. 感传性质　以温热感为主，亦可见酸胀、疼痛（非施灸局部）、灼热（非施灸局部）、麻木等，少数患者可出现凉感。

2. 感传形式和路径 感传形式为扩散、深透、循一定路线传导（有蚁行、流水等形式）等。如灸风门、肺俞穴热感透至胸腔并向上肢传导，灸至阳穴热感透至胸腔并沿督脉向上传，灸次髎穴热感扩散至整个腰背部并向下肢传导，灸命门、肾俞、脾俞热感深透并扩散至整个腰背部。（图 12-2-1～图 12-2-4）

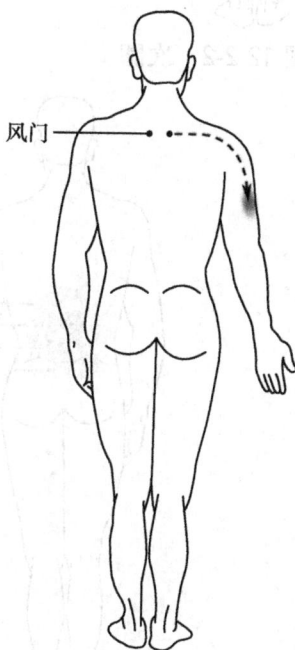

图 12-2-1　风门

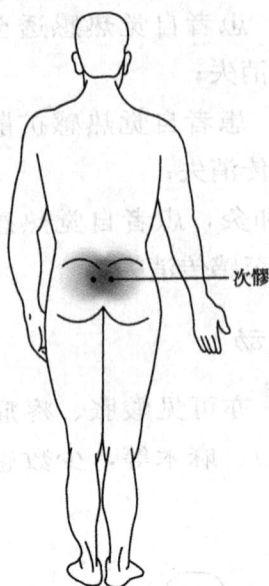

图 12-2-2　次髎

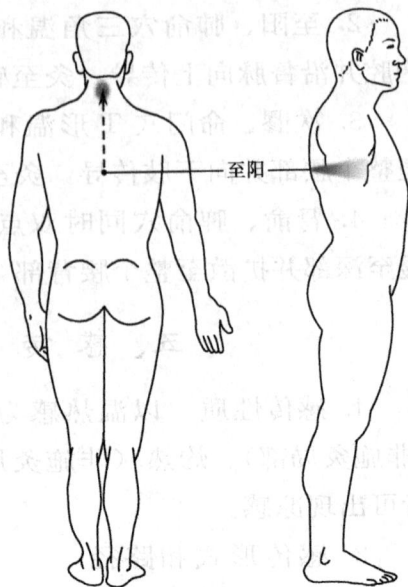

图 12-2-3　至阳

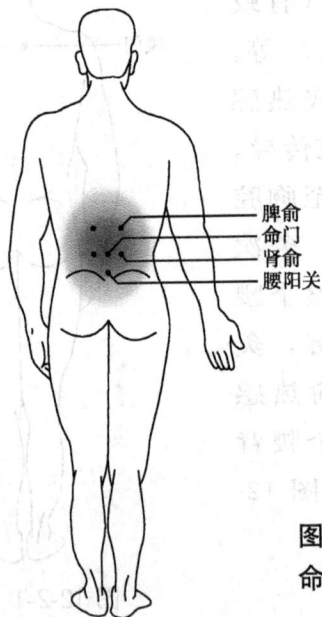

脾俞
命门
肾俞
腰阳关

图 12-2-4　脾俞、肾俞、
命门、腰阳关

六、典型病例

病例 1：吴某，女，65 岁，工人，2003 年 7 月 23 日就诊。主诉：反复发作性咳嗽、咯痰 5 年。5 年前受寒后发热、咳嗽，于夜间咳嗽为主，伴咯黄痰，始自认为"感冒"，口服感冒药（用药不详）后体温正常，咳嗽、咯白色泡沫痰迁延 2 个月才愈，后每于冬春季节稍感寒即咳嗽、咯痰，每次迁延 3 个月，经各种中西医治疗（具体治法不详），效果不佳。现来我科就诊，查：舌质淡苔薄白，脉沉细。咽不红，扁桃体未见肿大，胸廓对称，叩诊清音，双肺呼吸音稍粗。心（一）。胸部正侧位 X 片示：肺纹理增粗，示慢支改变。诊断为慢性支气管炎。经查，右风门穴、右肺俞穴、至阳穴探及腧穴热敏化。当即令患者俯卧，于右风门、右肺俞穴两处施温和灸，热流呈片状扩散，灸感持续约 35 分钟后，热流渐回缩至右风门穴并感皮肤灼热，乃停灸。改灸至阳穴，1 分钟后热流入里深透至前胸，感整个前胸温热舒适，灸感持续约 30 分钟后回缩至至阳穴且皮肤灼热，乃停灸，完成一次治疗。次日复诊，患者于命门、肾俞穴探及腧穴热敏化，同时于两穴施温和灸，数分钟后，热流扩散，并呈线状沿带脉感传，感整个腰部温暖舒服，灸感持续约 60 分钟后回缩至命门、肾俞穴，并感皮肤灼热，乃停灸，完成一次治疗。按上述方法治疗 20 次，患者咳嗽、咯痰消失。1 年后随访，未复发。

病例 2：苏某，男，54 岁，工人，2004 年 11 月 29 日就诊。主诉：反复发作性咳嗽、咯痰 6 年，加重 7

天。诉咳嗽、咯白色泡沫状痰6年余，每年冬季发病，持续2～3个月，多于服用消炎药（具体用药不详）可缓解，7天前，因受寒咳嗽加剧，晨起、夜间为甚，咯白色泡沫样黏痰，感胸闷，现纳食减少，四肢困乏，经口服阿莫西林、止咳糖浆无效，现来我科就诊。查：舌质淡，苔白腻，脉濡滑，咽不红，扁桃体未见肿大，胸廓对称，叩诊清音，双肺呼吸音稍粗，偶于右下肺可闻及湿啰音，心（一）。胸部正侧位X片示：肺纹理增粗，示慢支改变。诊断为慢性支气管炎。经查，右肺俞、右肾俞穴附近可探及腧穴热敏化，立于右肺俞穴行热敏化穴温和灸，半分钟后热流出现深透远传现象，经膀胱经成片状下传于右脾俞穴，速在右脾俞穴施"接力"温和灸，热流深透入里，并感胸口温热舒适，灸感持续约50分钟后回缩至右肺俞穴，并感皮肤灼热，乃停灸，继灸右肾俞穴，热感下传至右臀部，30分钟后热流沿传导路线渐回缩至右肾俞穴，仍有透热现象，20分钟后感皮肤灼热，遂停灸，完成一次治疗。灸后患者咳嗽减轻，查双肺未闻及干湿性啰音。次日复诊，见右肺俞穴皮肤有一2.0cm×2.0cm大小水泡，即给予处理。每日施灸一次，10日后咳嗽、咯痰好转，继按于右肾俞穴附近施热敏化穴瘢痕灸一次，10日后复诊，症状消失。1年后随访，未复发。

病例3：常某，女，67岁，2005年3月21日就诊。主诉：反复发作性咳嗽、咯痰3年余。诉3年前于冬季出现咳嗽、咯白色黏痰，迁延3个月方愈。后每于春冬季节天气变化即发病，经各种中西医药治疗

（具体用药不详），效果不佳。现求治于我科。症见：咳嗽阵作，痰白少而粘，咳时胸胁引痛，情绪激动时即发咳嗽。查：舌质红苔少，脉弦数，咽不红，扁桃体未见肿大，胸廓对称，叩诊清音，双肺呼吸音稍粗。心（一）。胸部正侧位 X 片示：肺纹理增粗，示慢支改变。诊断为慢性支气管炎。经查，右肝俞、右肺俞探及腧穴热敏化，立于上述两穴同时施热敏化穴温和灸，数分钟后两股热流均出现深透远传现象，热流在肩背部深部缓缓渗透，似感热流深透至前胸，顿感胸口温暖，自觉头面部潮热，烦躁心情顿消，灸感持续约 50 分钟后渐回缩至后背部，继施灸 10 分钟后两股热流汇合成片，整个后背部均感皮肤温热舒适，25 分钟后热流回缩至右肝俞、右肺俞穴，并感皮肤灼热，遂停灸，完成一次治疗。次日复诊，诉咳嗽次数减少，胸胁疼痛感减轻，继按上述方法治疗 20 次，病情痊愈。1 年后随访，未见复发。

第三节　支气管哮喘

一、概　　述

支气管哮喘（简称哮喘），是一种以嗜酸粒细胞、肥大细胞反应为主的气道变应性炎症和气道高反应性为特征的疾病。临床表现为反复发作性的喘息、气急、胸闷或咳嗽等症状，常在夜间或清晨发作、加剧。

本病属中医"哮证"、"喘证"、"痰饮"等病证范畴。认为本病的发生是由于宿痰内伏于肺，与遗传、体质、情志、环境、外感、劳倦、饮食等诸多因素有关。

二、诊断要点

1. 反复发作性喘息、呼吸困难、胸闷或咳嗽，多与接触变应原、冷空气、物理、化学性刺激以及病毒性上呼吸道感染、运动有关。

2. 发作时在双肺可闻及散在或弥漫性以呼气相为主的哮鸣音，呼气相延长。

3. 上述症状可经治疗缓解或自行缓解。

4. 症状不典型者（如无明显喘息或体征）至少以下一项试验阳性：支气管舒张试验阳性（FEV1 增加 15％以上），支气管激发试验或运动试验阳性，PEF 日内变异率或昼夜波动率≥20％。

5. 除外其他疾病引起的喘息、胸闷、咳嗽，如气管炎、慢性支气管炎、阻塞性肺气肿、支气管扩张、肺间质纤维化、急性左心衰等。

三、穴位热敏化分布

以背部及腰骶部为高发区，多出现在风门、肺俞、至阳、次髎、命门、肾俞、腰阳关、关元俞、神阙等区域。

四、灸疗操作

根据上述穴位出现热敏化的不同，按下述步骤分别依序进行回旋、雀啄、往返、温和灸四步法施灸操作：

先行回旋灸 3 分钟温热局部气血，继以雀啄灸 2 分钟加强敏化，循经往返灸 2 分钟激发经气，再施以温和灸发动感传、开通经络。

1. 风门、肺俞穴同时双点温和灸，患者自觉热感透至胸腔并传至上肢，灸至感传消失；

2. 至阳、次髎穴 T 形温和灸，患者自觉热感透至胸腔并沿督脉向上传导，灸至感传消失；

3. 肾俞、腰阳关穴三角温和灸，患者自觉热感扩散至整个腰背部并向下肢传导，灸至感传消失；

4. 关元俞、命门穴三角温和灸，患者自觉热感透至深部并扩散至整个腰背部，灸至感传消失；

5. 神阙穴单点温和灸，患者自觉热感透至腹腔或出现沿带脉感传，灸至感传消失。

五、感 传 活 动

1. 感传性质　以温热感为主，亦可见酸胀、疼痛（非施灸局部）、灼热（非施灸局部）、麻木等，少数患者可出现凉感。

2. 感传形式和路径　感传形式为扩散、深透、循一定路线传导（有蚁行、流水等形式）等。如灸风门、肺俞穴热感透至胸腔并向上肢传导，灸至阳穴热感透至胸腔并沿督脉向上传，灸次髎穴热感扩散至整个腰背部并向下肢传导，灸命门、肾俞、腰阳关、关元俞热感深透并扩散至整个腰背部，灸神阙热感透至腹腔或出现带脉感传（图 12-3-1～图 12-3-4）。

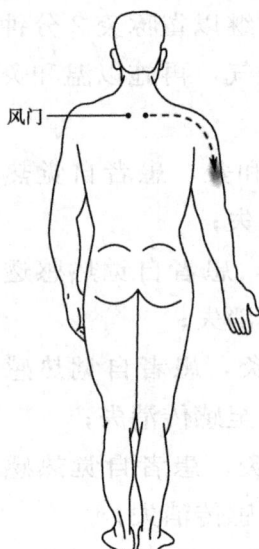

图 12-3-1　风门

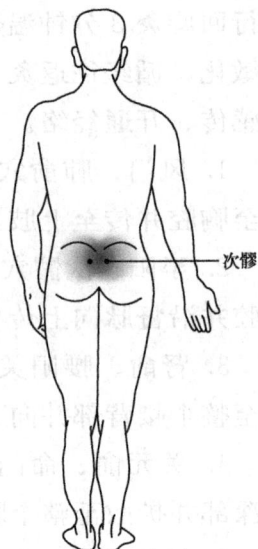

图 12-3-2　次髎

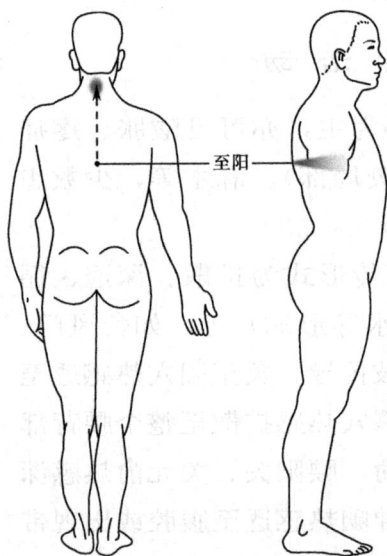

图 12-3-3　至阳

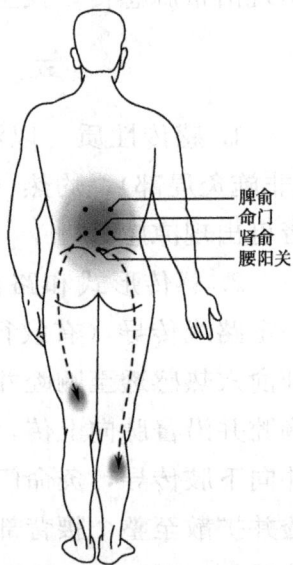

图 12-3-4　脾俞、命门、
肾俞、腰阳关

六、典型病例

病例 1：姚某，男，39 岁，2004 年 8 月 10 日就诊。主诉：反复性发作性胸闷、气促 3 年余而就诊。3 年前无明显诱因出现胸闷、气促，甚至呼吸困难，端坐呼吸，伴面色苍白，大汗淋漓，发作时持续数分钟至数小时不等，到附近医院就诊，诊断为"哮喘"，采用中、西医治疗（具体用药不详），该症能够控制。后每逢冬春季节天气变化时该症反复发作，发作时间渐延长，多持续数小时，发作时极为痛苦。现来我科就诊，查体：舌淡苔白滑，脉浮紧。胸廓对称，叩诊清音。双肺呼吸音清，心（一）。胸部正侧位 X 片示：心肺未见明显异常。经探查，右肺俞、至阳两穴出现腧穴热敏化，嘱患者俯卧，于右肺俞穴上施温和灸，立感透热、扩热，约 3 分钟后，整个右侧肩背部感到温热，约 10 分钟后，患者诉热感沿上臂内侧下行，到肘尖附近停止。约 50 分钟后，患者诉热感回缩至右肺俞穴，遂停灸。改灸至阳穴，数分钟后，感热流徐徐入里，渐深透至前胸，感整个前胸温热、舒适，灸感持续约 40 分钟后热流渐回缩至至阳，并感皮肤灼热，遂停灸。完成一次治疗。次日复诊，于双侧肾俞、腰阳关三穴探及腧穴热敏化，于上述三穴处施三角温和灸，扩热感扩散约 18.0cm×16.0cm 大小，灸感持续约 25 分钟后热感扩散至整个腰背部并沿下肢内侧向下传导至双膝内侧，灸至感传完全消失、皮肤灼热，乃停灸，完成一次治疗。按上述方法连续治疗 30 次，发作性胸闷、气促未见发作，1年后随访，未见该症发作。

　　病例2：李某，女，62岁，2005年7月13日就诊。主诉：反复性发作性胸闷、气促4年余。患者诉4年前因受凉后出现胸闷、气促，呼吸困难，不能平卧休息，咳嗽吐白痰，伴畏寒肢冷，腰膝酸软，眩晕耳鸣。到医院诊断为"哮喘"，采用中西治疗效果不佳，后每年劳累或受寒后该症即发作，现求治于我科。症见：面色苍白无华，语声低，精神不佳。查：舌质淡，舌体胖有齿痕，苔白腻，脉沉。胸廓对称，叩诊清音，双肺呼吸音清，心（一）。胸部正侧位X片示：心肺未见明显异常。经查，神阙、双肾俞探及腧穴热敏化，于神阙穴施热敏化穴腹灸，立感整个腹部有明显热流涌动，异常舒适，该灸感持续约40分钟后回缩至神阙穴，并感皮肤灼热，乃停灸，改灸双肾俞，数分钟后感热流涌动并扩散汇合一起，数分钟后，感热流徐徐入里，两穴热流扩散汇合于一起，并呈线状沿带脉感传，整个腰部温暖舒适，灸感持续约25分钟后回缩至双肾俞穴，3分钟后感皮肤灼热，遂停灸，完成一次治疗。次日复诊，于左肾俞穴内0.5寸、至阳穴探查有腧穴热敏化，于左肾俞穴内0.5寸施温和灸，立感热流扩散至整个腰背部，酸胀温热，灸感持续约20分钟后渐回缩至左肾俞内0.5寸，继灸左肾俞内0.5寸3分钟后皮肤灼热，乃停灸，改灸至阳穴，数分钟后，感热流徐徐入里，渐深透至前胸，整个前胸温热、舒适，灸感持续约25分钟后热流渐回缩至至阳穴，并感皮肤灼热，乃停灸，完成一次治疗。按上述方法治疗 35 次胸闷、气促、呼吸困难等症未见，10 个月后随访，未见该症发作。

病例 3：卢某，女，40 岁，2005 年 8 月 3 日就诊。主诉：反复性发作性气喘 3 年余。患者诉 3 年前因过度疲劳后出现精神疲惫，呼吸困难，喘息而不能平卧，伴咳吐大量白色粘痰，腰膝酸软，下肢微肿，大便干，小便短赤。到当地医院诊断为"哮喘"，采用中西治疗效果不佳，后每年劳累或受寒后该症即发作，现求治于我科。查体：舌质淡，舌体胖有齿痕，苔白，脉沉细。胸廓对称，叩诊清音，双肺呼吸音清，心（一）。胸部正侧位 X 片示：心肺未见明显异常。经查，双风门穴探查有腧穴热敏化，于双风门穴施双点温和灸，立感热感汇成一片，徐徐入里，异常舒适，5 分钟后，热流沿督脉向下传导，10 分钟后热流传至命门穴，速在命门穴施"接力"温和灸，热流向深部渗入，并向四周扩散，整个腰部温暖舒适，且灸感呈"跳跃式"传导，10 分钟后感右足跟部灼热，自觉右足跟部皮温明显高于腰部皮温，该灸感持续约 35 分钟后回缩至命门穴，并感命门穴皮肤灼热，乃停灸，该灸感继续沿传导路线回缩，20 分钟后双风门穴扩热、透热现象消失，并感皮肤灼热，乃停灸，完成一次治疗。按上述方法治疗 20 次，发作性气喘等症未见，10 个月后随访，未见该症发作。

第四节　消化性溃疡

一、概　　述

消化性溃疡指胃肠道黏膜在某种情况下被胃液所消化而造成的溃疡，主要发生于胃和十二指肠，分别称为胃溃疡和十二指肠溃疡。少数发生于食管下段、胃-空肠吻合口附近或空肠及具有异位胃黏膜的 Meckel 憩室内，临床上以慢性周期性发作并有节律的上腹部疼痛为主要表现，常兼有嗳气泛酸、恶心呕吐、上腹闷胀、腹泻或便秘等症。

本病属于中医学"胃痛"、"胃脘痛"、"心下痛"等症的范畴。主要与饮食失调、情志因素及素体脾胃虚亏有关。

二、诊断要点

1. 具有慢性、周期性、节律性上腹及上腹部局限性压痛，可做出初步诊断。

2. 上述症状伴有上消化道出血或穿孔病史，基本可确诊。

3. 胃镜检查可明确诊断。

三、穴位热敏化分布

以腹部、背部及小腿外侧为高发区，多出现在中脘、肝俞、脾俞、阳陵泉、足三里等区域。

四、灸 疗 操 作

　　根据上述穴位出现热敏化的不同，按下述步骤分别依序进行回旋、雀啄、往返、温和灸四步法施灸操作：先行回旋灸 2 分钟温热局部气血，继以雀啄灸 1 分钟加强敏化，循经往返灸 2 分钟激发经气，再施以温和灸发动感传、开通经络。

　　1. 中脘穴单点温和灸，患者自觉热感透至腹腔内且扩散至整个腹部，灸至感传消失；

　　2. 肝俞、脾俞穴同时双点温和灸，患者自觉热感透至深部并扩散至整个背部，灸至感传消失；

　　3. 阳陵泉、足三里穴双点温和灸，部分患者的感传可直接到达腹部，如感传仍不能上至腹部，再取一支点燃的艾条放置感传所达部位的近心端点，进行温和灸，依次接力使感传到达腹部，最后将两支艾条分别固定于阳陵泉和腹部进行温和灸，灸至感传消失为止。

五、感 传 活 动

　　1. 感传性质　以温热感为主，亦可见酸胀、疼痛（非施灸局部）、灼热（非施灸局部）、麻木等，少数患者可出现凉感。

　　2. 感传形式和路径　感传形式为扩散、深透、循一定路线传导等。如灸中脘穴热感深透腹部并向四周扩散，灸肝俞、脾俞穴热感深透并向四周扩散，灸阳陵泉、足三里热感传至腹部（图 12-4-1～图 12-4-3）。

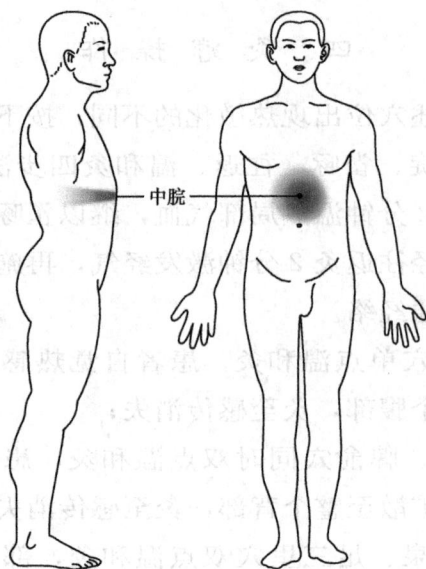

图 12-4-1 中脘

中脘

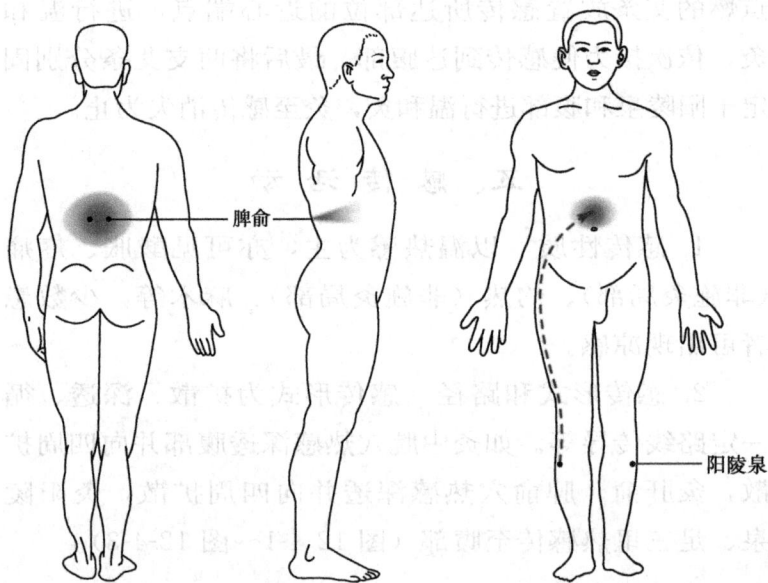

脾俞

图 12-4-2 脾俞

阳陵泉

图 12-4-3 阳陵泉

六、典型病例

病例 1：梅某，男，55 岁，于 2004 年 3 月 11 日就诊。主诉：上腹闷痛反复发作 4 年余，加重 3 天。诉 4 年前因工作原因经常在外不规则就餐，出现上腹部疼痛不适，疼痛多在餐后半小时出现，持续 1～2 小时，逐渐消失，直至下次进餐后重复上述症状，伴嗳气、反酸、恶心等症，到附近医院检查诊断为"胃溃疡"。采用西药（具体药物不详）后症状缓解，但仍经常发作，3 天前上述症状加重，现来我科治疗。经查：舌质淡苔黄，脉弦细。上腹部剑突下偏左压痛明显，肝脾肋下未及，肠鸣音正常，胃镜检查示胃溃疡，大便检查示潜血阳性。诊断：胃溃疡。经查，中脘穴、左阳陵泉穴探及腧穴热敏化，立于中脘穴处施热敏化温和灸，数分钟后热流缓缓渗透至上腹部深处，热流在胃里团团涌动，20 分钟后热流呈线状沿任脉上传至胸口，恶心感顿消，15 分钟后热流沿传导路线渐回缩至中脘穴，并感皮肤灼热，遂停灸，换灸左阳陵泉穴，顿感膝部麻热感，灸感于数分钟后沿左腿外侧下传至脚背外侧，甚至传至足小趾，感所传之处皮肤酸麻胀热，该灸感持续约 10 分钟后渐回缩至左阳陵泉穴，该穴仍有透热现象，继灸 5 分钟后热流沿大腿外侧上传，经施"接力"温和灸，热流上传至左腹部，于左天枢穴施"接力"温和灸，深达腹腔深部，10 分钟后，热流呈线形向上涌动直达上腹部，自觉热流在上腹部涌动，并向深部扩散，该灸感持续 5 分钟，热流渐回缩至左天枢穴，并感皮肤灼热，乃停灸，15 分钟后热流沿传导路线继续回缩至左阳陵泉穴，并感皮肤灼热，遂停灸，完成一次治疗。次日复诊，诉疼痛感减轻。继按上述方法治疗 25 次，诉上腹部已无疼痛、嗳气、反酸、恶心等症。1 年后随访，未见复发。

病例 2：张某，男，43 岁，于 2005 年 5 月 28 日就诊。主诉：上腹部疼痛反复发作 2 年余，加重 2 天。诉 2 年前无明显诱因出现上腹部钝痛，疼痛多在餐后 2～3 小时出现，持续至下次进餐，进食后完全缓解，腹痛一般在午餐或晚餐前出现，伴嗳气、反酸、恶心、呕吐等症状。到附近医院检查诊断为"十二指肠溃疡"。采用中、西药（具体药物不详）治疗后症状缓解，但仍经常发作。2 天前因不规则进餐而复出现上述症状，现求治于我科。查：舌质红苔薄，脉弦沉细，右上腹压痛。双脾俞穴可探及腧穴热敏化，立于上述两穴同时施热敏化穴温和灸，数分钟后两处热流汇合成片，10 分钟后热流渗透至上腹部深处，感腹内温度明显高于施灸点处皮温，该灸感持续约 20 分钟后透热现象消失，但仍有扩热现象，续灸 5 分钟后热流渐回缩至上述两穴，并感皮肤灼热，遂停灸，完成一次治疗。次日复诊，诉嗳气、反酸减轻，经查，左肝俞穴可探及腧穴热敏化，于左肝俞穴施热敏化穴温和灸，3 分钟后热流向背部深处渗透，深达 3 寸（同身寸），且有明显扩热，该灸感持续约 30 分钟后渐回缩至左肝俞穴，并感皮肤灼热，乃停灸，完成一次治疗。继按上述方法治疗 20 次，治疗结束后上腹部疼痛消失，嗳气、反酸、恶心、呕吐症状未出现。1年后随访，未见复发。

病例3：刘某，女，66岁，于2005年12月18日就诊。主诉：上腹部疼痛反复发作1年，加重10天。诉1年前无明显诱因出现上腹部疼痛不适，进食后可缓解，并出现食欲不振、恶心等症状，数天后自行缓解，但经常发作。到附近医院检查诊断为"消化性溃疡"。10天前出现上腹部隐痛不适，腹痛一般在午餐、晚餐前或夜间出现。症见：精神差，面色萎黄，体形偏瘦，上腹胀闷、恶心、嗳气，食欲不振，大便每日一次，黄软成形。查：舌质淡胖苔白，脉弦滑。上腹部剑突下正中有压痛，肝脾肋下未及，肠鸣音正常，胃镜检查示十二指肠溃疡，血常规示中度贫血，大便检查示潜血阳性。诊断：十二指肠溃疡。经查，于双脾俞、中脘穴探及腧穴热敏化，即予双脾俞温和灸，数分钟后感热流扩散并汇合在一起，15分钟后热流由腰背部渐深透至上腹部，整个上腹部温热、舒适，灸感持续约30分钟后热流渐回缩至双脾俞穴，右脾俞穴感皮肤灼热，乃停灸，继灸左脾俞穴10分钟后感皮肤灼热，乃停灸。改灸中脘穴，5分钟后感热流呈线状透至腹腔深部，并向左上腹涌动，整个左上腹感到滚烫，灸感持续约40分钟后左上腹热感回缩至中脘穴并感皮肤灼热，遂停灸，完成一次治疗。次日复诊，患者诉上腹胀闷、恶心、嗳气感减轻，按上述方法治疗30次，上述症状消失。半年后随访，未见复发。

第五节　功能性消化不良

一、概　述

功能性消化不良是指上腹疼痛或不适、早饱、胀气、恶心等排除器质性疾病的一组特定的上消化道症状，症状可持续或反复发作。

中医称本病为"胃脘痛"、"痞证"、"嘈杂"、"纳呆"、"胃缓"等。病位在胃，涉及肝脾两脏，多因饮食不节，损伤脾胃；或忧思伤脾，恼怒伤肝，肝木乘土；或中气不足，外邪内侵等，使脾失健运，胃失和降导致中焦气机阻滞，脾胃升降失常，胃肠运动功能紊乱而发病，总属本虚标实、虚实夹杂之证。

二、诊断要点

1. 有上腹疼痛、饱胀、早饱、嗳气、食欲不振、恶心呕吐等上腹不适症状，至少持续 4 周；

2. 内镜检查未发现胃及十二指肠溃疡、糜烂、肿瘤等器质性病变，未发现食管炎，也无上述疾病病史；

3. 实验室、B 超、X 线检查排除肝胆胰疾病；

4. 无糖尿病、肾脏病、结缔组织病及精神病；

5. 无腹部手术史。

三、穴位热敏化分布

以腹部、背腰部及小腿为高发区，多出现在公孙、下脘、天枢、脾俞、胃俞、大肠俞等区域。

四、灸 疗 操 作

根据上述穴位出现热敏化的不同，按下述步骤分别依序进行回旋、雀啄、往返、温和灸四步法施灸操作：先行回旋灸 2 分钟温热局部气血，继以雀啄灸 1 分钟加强敏化，循经往返灸 2 分钟激发经气，再施以温和灸发动感传、开通经络。

1. 公孙穴单点温和灸，部分患者的感传可直接到达腹部，如感传仍不能上至腹部者，再取一支点燃的艾条放置感传所达部位的近心端点，进行温和灸，依次接力使感传到达腹部，最后将两支艾条分别固定于公孙和腹部进行温和灸，灸至感传消失；

2. 下脘、天枢穴三角温和灸，患者自觉热感透至腹腔内，灸至感传消失；

3. 脾俞、胃俞穴同时双点温和灸，患者自觉热感透至深部，灸至感传消失；

4. 大肠俞穴双点温和灸，患者自觉热感扩散至整个腰背部并沿带脉传至腹部，灸至感传消失。

五、感 传 活 动

1. 感传性质　以温热感为主，亦可见酸胀、疼痛（非施灸局部）、灼热（非施灸局部）、麻木等，少数患者可出现凉感。

2. 感传形式路径　感传形式为扩散、深透、循一定路线传导（有蚁行、流水等形式）等。如灸公孙穴热感传至腹部，灸脾俞、胃俞穴热感透至深部，灸大肠俞穴热感扩散至整个腰背部且沿带脉传至腹部（图 12-5-1～图 12-5-3）。

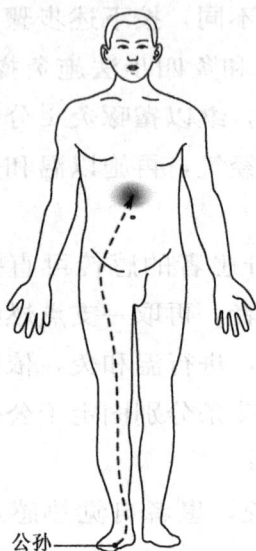

公孙

图 12-5-1　公孙

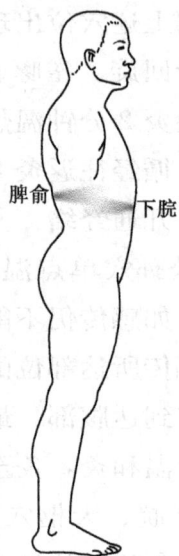

脾俞　　下脘

图 12-5-2　脾俞、下脘

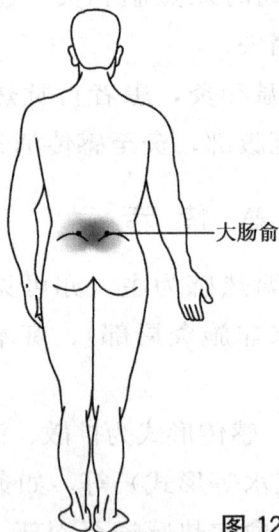

大肠俞

图 12-5-3　大肠俞

六、典型病例

病例1：熊某，男，40岁，干部，于2004年3月10日就诊。主诉：反复发作性上腹部胀满不适半年余，加重3天。患者诉半年前饱餐后感上腹部胀满不适，嗳气，自服"保和丸"后症状消除，1周后该症续现，并感食欲不振、恶心、呕吐，呕出当餐食物，到附近医院就诊，各项检查无异常，给予中、西医治疗（具体用药不详），症状缓解，后每于饱餐后即出现嗳气、上腹胀满，近日出现头痛、注意力不集中等症。3天前晚餐后出现上腹胀闷、恶心、嗳气，自服"保和丸"症状未见缓解，当日整宿未眠，现来我科就诊。症见：精神差，头胀痛，上腹胀闷、纳差、恶心、嗳气，大便每日一次，黄软成形。查：舌质淡苔白腻，脉滑。腹部无压痛及反跳痛，肝脾肋下未及，肠鸣音正常，胃镜及各种实验室检查未见明显异常。诊断：功能性消化不良。经查，于双大肠俞、下脘穴探及腧穴热敏化，即在双大肠俞施温和灸，立感热流扩散并汇合在一起，3分钟后感热流徐徐入里，并向右侧腰部扩散，该灸感持续约10分钟，热流呈线形回缩至右大肠俞，并感右大肠俞穴皮肤灼热，右大肠俞穴乃停灸，5分钟后，热流继续回缩至左大肠俞穴并感皮肤灼热，乃停灸，完成一次治疗。继对下脘穴行热敏化穴温和灸，立感透热，深达2寸（同身寸），约半小时后透热现象消失，下脘穴乃停灸。次日复诊，经查，于左公孙穴、水分穴探及腧穴热敏化，取水分穴行热敏化穴腹灸，立感热流徐徐入里，深达 3 寸（同身寸），1 分钟后，热流呈线形向上涌动直达剑突下，并自感热流在上腹部团团涌动，向深部继续扩散，自觉上腹胀闷、恶心、嗳气顿消，该灸感持续10 分钟，热流渐回缩至水分穴，并感皮肤灼热，乃停灸，换灸左公孙穴，立感热流呈片状沿小腿内侧向上传导，经施"接力"温和灸，热流于 30 分钟后上传于腹，该灸感持续约 15 分钟后热流渐回缩至左公孙穴，并感皮肤灼热，乃停灸，完成一次治疗。按上述方法治疗10 次，症状消失，病情痊愈。3 个月后随访，未见复发。

病例 2：高某，女，50 岁，于 2003 年 4 月 13 日就诊。主诉：反复性上腹部胀满不适 13 个月余。患者诉13 个月前饱餐后感上腹部胀满不适，嗳气，自服"健胃消食片"后症状消除，几天后又出现上腹胀满不适等症，并感食欲不佳，精神不振，乏力，未引起重视，口服消食片后症状自行消失，后每于饥饱失常或不规律饮食而出现上述症状，到附近医院就诊，诊断为"功能性消化不良"，经中、西医治疗效果不佳，现来我科就诊。症见：精神差，面色萎黄，上腹胀闷、恶心、嗳气，大便每日一次，黄软成形。查：舌质淡胖苔白，脉弦滑。腹部无压痛及反跳痛，肝脾胁下未及，肠鸣音正常，胃镜及各种实验室检查未见明显异常。经查，于双胃俞、下脘、双天枢穴探及腧穴热敏化，即于双胃俞施温和灸，数分钟后感热流扩散并汇合在一起，10 分钟后热流由腰背部渐深透至上腹部，感热流涌动，整个上腹部温热、舒适，灸感持续约 35 分钟后热流渐回缩至双胃俞穴，左胃俞穴感皮肤灼热，乃停灸，但右胃俞穴不感皮肤灼热，继灸右胃俞穴15分钟后，感热流继续向右侧腰部扩散，10分钟后热流呈线形回缩至右胃俞穴，并感右胃俞穴皮肤灼热，乃停灸，改同时灸下脘、双天枢穴，数分钟后感热流如"水注"向腹腔深部灌注，并向下腹涌动，整个下腹部感到滚烫，自觉下腹温度明显高于施灸点，灸感持续约30分钟后下腹热流回缩至天枢穴并感皮肤灼热，遂停灸，完成一次治疗。治疗期间患者恶心、嗳气消失，排气一次。次日复诊，患者诉上腹部胀满疼痛减轻，按上述方法治疗10次，症状消失，半年后随访，未见复发。

病例3：闵某，女，62岁，退休教师，于2005年11月21日就诊。主诉：反复性上腹部胀满不适1年余，加重7天。患者诉1年前因饥饿饱餐后而出现上腹部胀满不适，嗳气，进食稀饭2天后症状消除，后每于饱餐后即出现嗳气、上腹胀满。到附近医院检查诊断为"功能性消化不良"，经中、西医治疗疗效不显。7天前稍多进食后复出现上腹胀闷、恶心、嗳气。现来我科就诊。症见：精神差，面色苍白，头昏沉，浑身无力，纳差、上腹胀闷、恶心、嗳气，大便每日一次，黄软成形。查：舌质淡苔薄，脉细。腹部无压痛及反跳痛，肝脾胁下未及，肠鸣音正常，胃镜及各种实验室检查未见明显异常。经查，右阴陵泉、左天枢穴探及腧穴热敏化，即予右阴陵泉穴施温和灸，3分钟后热流沿大腿内侧上传，经施"接力"温和灸，热流上传至右腹部，于右天枢穴施"接力"温和灸，并于左天枢穴施温和灸，立感两穴热流汇合成片，深达腹腔深部，15 分钟后，热流呈线形向上涌动直达上腹部，自感热流在上腹部涌动，并向深部扩散，自觉上腹胀闷、恶心、嗳气顿消，该灸感持续 5 分钟，热流渐回缩至双天枢穴，并感皮肤灼热，双天枢穴乃停灸，15 分钟后热流沿传导路线继续回缩至右阴陵泉穴，并感皮肤灼热，遂停灸，完成一次治疗。按上述方法治疗 15 次，症状消失，3 个月后随访，未见复发。

第六节　肠易激综合征

一、概　　述

肠易激综合征系指一组包括腹痛、腹胀、排便习惯和大便性状异常，而缺乏特异性形态学、生化和感染性原因的证候群。其共同特征是胃肠运动功能改变或内脏器官的敏感性异常，受累的器官包括结肠、小肠、胃、食管等整个消化道及其他脏器，主要的靶器官为肠道。

本病中医多归属于"腹痛"、"泄泻"或"便秘"等病范畴。认为寒冷刺激、劳累或情志因素致脏腑失和、气机升降失常，形成脾虚、寒凝、气滞而致本病。

二、诊断要点

1. 以腹痛、腹胀、腹泻或便秘为主诉，伴有全身性神经官能症状；

2. 一般情况良好，无消瘦及发热，系统体检仅发现腹部压痛；

3. 多次粪常规及培养（至少 3 次）均阴性，粪潜血试验阴性；

4. X 线钡剂灌肠检查无阳性发现，或结肠有激惹征象；

5. 纤维结肠镜检查示部分患者运动亢进，无明显黏膜异常，组织学检查基本正常；

6. 血、尿常规正常，血沉正常；

7. 无痢疾、血吸虫等寄生虫病史，试验性治疗无效。

三、穴位热敏化分布

以头面部、腹部、腰背部及小腿为高发区，多出现在上星、神阙、大肠俞、足三里、三阴交等区域。

四、灸疗操作

根据上述穴位出现热敏化的不同，按下述步骤分别依序进行回旋、雀啄、往返、温和灸四步法施灸操作：先行回旋灸 2 分钟温热局部气血，继以雀啄灸 2 分钟加强敏化，循经往返灸 2 分钟激发经气，再施以温和灸发动感传、开通经络。

1. 上星穴单点温和灸，患者自觉热感扩散至整个头部，灸至感传消失为止；

2. 神阙穴单点温和灸，患者自觉热感深透至腹腔内，灸至感传消失；

3. 大肠俞穴双点温和灸，患者自觉热感扩散至整个腰部，灸至感传消失；

4. 足三里、三阴交穴双点温和灸，部分患者的感传可直接到达腹部，如感传仍不能上至腹部者，再取一支点燃的艾条放置感传所达部位的近心端点，进行温和灸，依次接力使感传到达腹部，最后将两支艾条分别固定于足三里-腹部或三阴交-腹部进行温和灸，灸至感传消失为止。

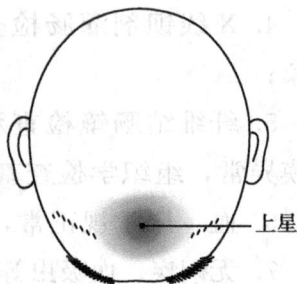

图 12-6-1　上星

五、感传活动

1. 感传性质　以温热感为主，亦可见酸胀、疼痛（非施灸局部）、灼热（非施灸局部）、麻木等，少数患者可出现凉感。

2. 感传形式和路径　感传形式为扩散、深透、循一定路线传导（有蚁行、流水等形式）等。如灸上星穴热感扩散至整个头部，灸神阙穴热感深透至腹腔内，灸大肠俞热感扩散至整个腰背部，灸足三里、三阴交穴热感传至腹部。（图 12-6-1～图 12-6-4）

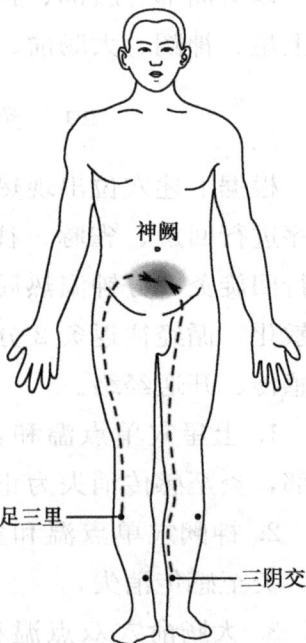

图 12-6-2　足三里、三阴交

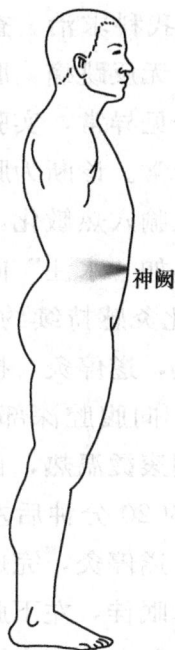

图 12-6-3 神阙

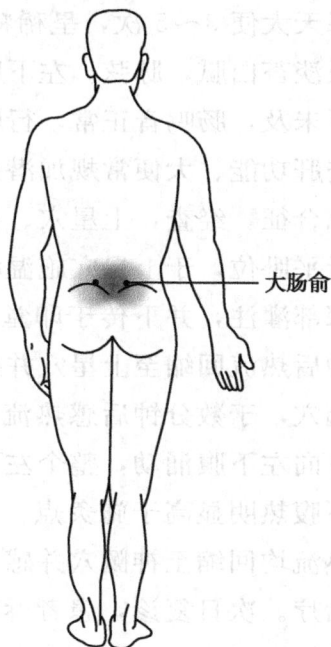

图 12-6-4 大肠俞

六、典型病例

病例 1：董某，男，34 岁，工人，2005 年 10 月 14 日就诊。主诉：反复发作性腹痛 5 年，腹泻 4 年，加重 1 周。患者诉因 5 年前无明显诱因出现左下腹疼痛，多于排便后缓解，未引起重视，1 年后，左下腹疼痛加剧，并出现腹泻，大便多呈稀糊状，每日 3～5 次，多次口服"消炎药"症状持续数周后得到缓解，到附近医院行肠镜检查未见异常。后该症反复发作，每年发作数十次，每次持续 1～2 周，伴头痛、头晕等。近 1 周来该症加重，左下腹疼痛，影响睡眠，患者感焦虑不安，每天大便 3～5 次，呈稀糊状。现来我科求治。查：舌质淡苔白腻，脉弦。左下腹轻压痛，无反跳痛，肝脾肋下未及，肠鸣音正常，行肠镜检查未见异常，实验室检查肝功能、大便常规加潜血均未见异常。诊断为肠易激综合征。经查，上星穴、神阙穴探及腧穴热敏化，嘱患者平卧位，于上星穴施温和灸，感热如"水注"向颅脑深部灌注，并下传于印堂穴附近，此灸感持续约 25 分钟后热流回缩至上星穴并感皮肤灼热，遂停灸，换灸神阙穴，于数分钟后感热流如"水注"向腹腔深部灌注，并向左下腹涌动，整个左下腹部感到滚烫温热，自觉左下腹热明显高于施灸点，灸感持续约 20 分钟后左下腹热流均回缩至神阙穴并感皮肤灼热，遂停灸，完成一次治疗。次日复诊，患者诉精神好，睡眠佳，左下腹疼痛减轻。经查，双天枢穴存在腧穴热敏化，于两穴同时施热敏化穴腹灸，立感整个下腹部有明显热流涌动，异常舒适，该灸感持续约 40 分钟后回缩至双天枢穴并感皮肤灼热，乃停灸，完成一次治疗，在治疗过程中患者共排气 3 次，灸后感左下腹疼痛消失。按上述方法治疗 20 次，患者诉精神佳，睡眠好，左下腹无疼痛，大便每日 1 次，黄软成形，嘱患者调情志，睡前自灸双天枢穴，每穴半小时，每日 1 次，连续 1 个月，以巩固疗效。半年后随访，未见复发。

病例 2：胡某，女，45 岁，干部，于 2003 年 11 月 23 日就诊。主诉：反复发作性腹部不适伴排便困难 2 年。诉 2 年前无明显诱因出现下腹部胀闷不适伴纳差，偶感腹痛，以左下腹为甚，并出现大便干结，排便困

难，2～3 天如厕一次，粪块呈球状，有粘液口服麻仁
丸可缓解，该症反复出现，近半年来，出现头晕、头
痛、睡眠差等症，感焦虑不安，现来我科求治。查：舌
质红，苔黄腻，脉弦。左下腹轻压痛，无反跳痛，肝脾
胁下未及，肠鸣音正常，行肠镜检查未见异常，实验室
检查肝功能、大便常规加潜血均未见异常。诊断为肠易
激综合征。于双大肠俞穴可探及腧穴热敏化，即于两穴
同时施热敏化穴温和灸，数分钟后出现深透、远传现
象，10 分钟后感腰骶部酸胀，20 分钟后热流沿带脉传
至小腹，并在腹部深处涌动，整个小腹酸胀舒适，速在
中极穴施"接力"温和灸，热流呈片状沿任脉向上传导
至上腹，灸感持续约 25 分钟后沿传导路线渐回缩至中
极穴，并感皮肤灼热，遂停灸中极穴，继灸大肠俞穴，
约 10 分钟后热流继回缩至大肠俞穴，且感皮肤灼热，
乃停灸，左大肠俞穴仍有轻微透热现象，继灸该穴约 5
分钟后感皮肤灼热，遂停灸，完成一次治疗。次日复
诊，患者诉晨起如厕一次，大便稍干结。经查，于左三
阴交穴可探及腧穴热敏化，即于该穴施热敏化穴温和
灸，数分钟后出现远传现象，3 分钟后热流呈线状沿下
肢内侧上行，10 分钟后传于左阴陵泉穴，即于该穴施
"接力"式温和灸，产生"跳越"式传导，约 1 分钟后
左下腹酸胀，似有蚁行。左下腹灸感持续约 25 分钟后
消失，继灸左阴陵泉穴 2 分钟后，左阴陵泉穴感皮肤灼
热，乃停灸，4 分钟后热流继续沿传导路线渐回缩至左
三阴交穴，并感皮肤灼热，遂停灸，完成一次治疗。按
上述方法治疗 20 次，患者诉精神佳，下腹无胀闷不适，

大便每日 1 次，黄软成形，嘱患者调情志，睡前自灸双天枢穴，每穴半小时，每日 1 次，连续 1 个月，以巩固疗效。半年后随访，未见复发。

病例 3：戴某，男，46 岁，工人，2005 年 12 月 5 日就诊。主诉：排便习惯改变 1 年。患者诉 1 年前无明显诱因始出现大便干结，排便困难，3～5 天后自行缓解，未引起重视，继而出现腹泻，大便稀，一日 3～5 次，自服抗生素（具体不详）腹泻消失，后便秘与腹泻交替出现，遇寒则发，精神抑郁，食欲不振，曾到当地医院求治，效果不佳，现来我科求治。查：舌质淡，苔薄黄，脉弦细。下腹无压痛及反跳痛，肝脾胁下未及，肠鸣音正常，行肠镜检查未见异常，实验室检查肝功能、大便常规加潜血均未见异常。诊断为肠易激综合征。于左肝俞、神阙可探及腧穴热敏化，立于左肝俞穴施热敏化穴温和灸，3 分钟后感左腋下温热感，10 分钟后热流向背部深处渗透，似感热流渗透至前胸，前胸部温热舒适，心情顿时轻松，该灸感持续约 30 分钟后渐回缩至左肝俞穴，并感皮肤灼热，乃停灸，改灸神阙穴，于数分钟后感热流如线状向腹腔深部灌注，并向左下腹涌动，顿感整个左下腹滚热，灸感持续约 25 分钟后左下腹热感回缩至神阙穴并感皮肤灼热，遂停灸，完成一次治疗。次日复诊，患者诉精神好，晨起大便稍稀。经查，于左足三里穴可探及腧穴热敏化，即于该穴施热敏化穴温和灸，数分钟后出现深透、远传现象，5 分钟后热流呈线状沿下肢外侧上行，经于梁丘等穴施"接力"式温和灸，数分钟后左下腹酸胀温热，灸感持续约 25 分钟后沿传导路线渐回缩至左足三里穴，并感皮肤灼热，遂停灸，完成一次治疗。按上述方法治疗 25 次，患者诉精神佳，食欲恢复正常，大便每日 1 次，黄软成形，嘱患者调情志，半年后随访，未见复发。

第七节　便　　秘

一、概　　述

便秘是指排便不顺利的状态，包括粪便干燥排出不畅和粪便不干亦难排出两种情况。一般每周排便少于 2～3 次（所进食物的残渣在 48 小时内未能排出）即可称为便秘。

中医称便秘为"大便难"、"脾约"、"后不利"、"秘结"、"秘涩"、"阴结"、"阳结"、"肠结"等。多由大肠积热，或气滞、痰凝、阴阳气血亏虚，使大肠的传导功能失常所致。常与肺、脾、肾有关。

二、诊断要点

1. 排便时间延长，3 天以上 1 次，粪便干燥坚硬。

2. 重者大便艰难，干燥如栗，可伴少腹胀急，神倦乏力，胃纳减退等症。

3. 排除肠道器质性疾病。

三、穴位热敏化分布

以头面部、腹部及腰骶部为高发区，多出现在大肠俞、迎香、大横、上巨虚等区域。

四、灸疗操作

根据上述穴位出现热敏化的不同，按下述步骤分别依序进行回旋、雀啄、往返、温和灸四步法施灸操作：先行回旋灸2分钟温热局部气血，继以雀啄灸2分钟加强敏化，循经往返灸2分钟激发经气，再施以温和灸发动感传、开通经络。

1. 大肠俞穴双点温和灸，患者自觉热感深透至腹腔，灸至感传消失；

2. 迎香穴双点温和灸，患者自觉热感扩散至整个面部，灸至感传消失；

3. 大横穴双点温和灸，患者自觉热感深透至腹腔，灸至感传消失；

4. 上巨虚穴单点温和灸，部分患者的感传可直接到达腹部，如感传仍不能上至腹部者，再取一支点燃的艾条放置感传所达部位的近心端点，进行温和灸，依次接力使感传到达腹部，最后将两支艾条分别固定于上巨虚和腹部进行温和灸，灸至感传消失。

五、感传活动

1. 感传性质　以温热感为主，亦可见酸胀、疼痛（非施灸局部）、灼热（非施灸局部）、麻木等，少数患者可出现凉感。

2. 感传形式和路径　感传形式为扩散、深透、循一定路线传导（有蚁行、流水等形式）等。如灸大肠俞穴热感深透至腹腔，灸迎香穴热感扩散至整个面部，灸大横穴热感深透至腹腔，灸上巨虚穴热感传至腹部。
（图 12-7-1～图 12-7-4）

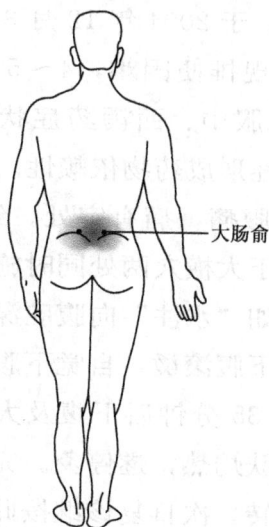

图 12-7-1 大肠俞

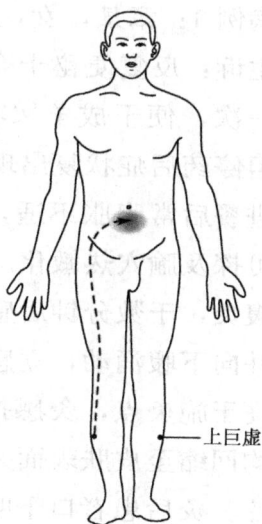

图 12-7-2 上巨虚

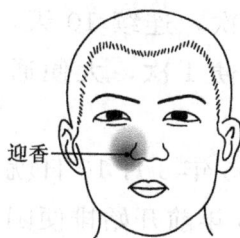

图 12-7-3 迎香

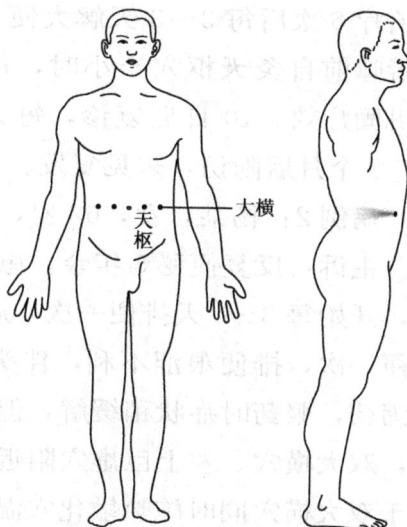

图 12-7-4 天枢、大横

六、典型病例

病例 1：章某，女，48 岁，于 2004 年 12 月 3 日就诊。主诉：反复便秘十余年。现排便困难，4～5 天解大便一次，便干成羊屎状，自服中、西泻药症状可缓解，但停药后症状复出现，已经形成药物依赖性。伴口干，进餐后常腹胀不适，偶感腹痛，痛有定处。经查，大横可探及腧穴热敏化。当即于大横穴两处同时施热敏化穴腹灸，于数分钟后感热流如"水注"向腹腔深部灌注，并向下腹涌动，立感整个下腹滚烫，自觉下腹温度明显高于施灸点，灸感持续约 35 分钟后下腹及大横穴热感均回缩至皮肤表面并感皮肤灼热，遂停灸。完成一次治疗。灸后患者口干明显好转。次日复诊继按此法施热敏化穴腹灸，第 3 日解出大便 1 次，继按上述治疗方案治疗 5 次后每 2～3 天解大便 1 次，大便尚通畅。嘱患者睡前自灸天枢穴半小时，每日 1 次，连续 10 天，以巩固疗效。10 日后复诊，每天解大便 1 次，大便通畅。3 个月后随访，未见复发。

病例 2：杨某，女，62 岁，于 2005 年 3 月 10 日就诊。主诉：反复便秘 5 年余。患者诉 5 年前开始排便困难，开始每 3～4 天排便一次，后逐渐加重，每 5～7 天大便一次，排便艰涩不利，伴头晕、乏力。曾自服中、西泻药，服药时症状稍缓解，但停药后症状复出现。经查，双大横穴、左上巨虚穴附近可探及腧穴热敏化。当即于双大横穴同时施热敏化穴温和灸，于数分钟后感热流徐徐入里，10 分钟后，两热流汇合成片，并向腹腔深部涌动，感整个腹部温热舒适，约 30 分钟后热流渐回缩至双大横穴并感皮肤灼热，乃停灸，改灸左上巨虚穴，数分钟后感热流入里，10 分钟后热流呈线状沿下肢外侧上行，经于髀关等穴施"接力"式温和灸，数分钟后感热流沿腹股沟缓缓流入左侧小腹，左侧小腹感酸胀温热，灸感持续约 20 分钟后沿传导路线渐回缩至左上巨虚穴，仍有轻微透热现象，继灸该穴 3 分钟后感皮肤灼热，遂停灸，完成一次治疗。治疗期间，患者排气 1 次。第 2 日复诊，患者诉昨晚即自行排便 1 次。按上述方法治疗 10 次后，每 2～3 天自行解大便 1 次，大便通畅，无头晕、乏力等症状。嘱患者睡前自灸上巨虚、天枢穴，每穴半小时，每日 1 次，连续 7 天以巩固疗效。3 个月后随访，未见复发。

病例 3：盛某，女，40 岁，于 2005 年 10 月 3 日就诊。主诉：反复大便干结、排便困难 1 年余，加重伴嗳气 1 个月。患者诉 1 年前无明显诱因出现大便干结、排便困难，开始每天能排便一次，后逐渐加重，每 2～3 天大便一次，且排便艰涩不利，需用"开塞露"，伴胸腹胀满、食欲下降。近 1 个月来症状加重，每 3～4 天大便一次，每次均需使用"开塞露"，并出现嗳气，胸腹胀痛，故前来我科求诊。经查，双大肠俞穴、右迎香穴附近可探及腧穴热敏化。当即于双大肠俞穴同时施热敏化穴温和灸，于数分钟后感热流徐徐入里，两热流 10 分钟后汇合成片，并沿带脉向腰部双侧扩散，两股热流均扩散至腹部，立感整个腹部温热舒适，该热流继续沿任脉向上呈线形上传至膻中，患者立刻连续嗳气十余声，胸腹胀满顿减，灸感持续约 30 分钟后热流沿传导路线回缩至双大肠俞穴，并感双大肠俞穴皮肤灼热，乃停灸，换于右迎香穴行热敏化穴温和灸，立感扩热，3 分钟后整个右面颊部温热感，15 分钟后热流回缩并感双迎香穴皮肤灼热，遂停灸，完成一次治疗。第 2 日复诊，患者诉今晨即自行排便 1 次，稍干结，嗳气、胸腹胀痛均明显减轻，按上述方法治疗 10 次后隔日能自行解大便 1 次，大便通畅，无嗳气、胸腹胀痛等症状。半年后随访，未见复发。

第八节　原发性痛经

一、概　　述

痛经是指行经前后或月经期出现下腹疼痛、坠胀，伴腰酸或其他不适症状如头痛、乏力、头晕、恶心、呕吐、腹泻、腹胀、腰腿痛等。痛经可分为原发性和继发性两大类，前者是指生殖器官无器质性病变的痛经，后者是指盆腔器质性疾病所引起的痛经。本节主要阐述原发性痛经。

痛经亦称"经前腹痛"、"经行腹痛"、"月水来腹痛"、"经后腹痛"等，常因气滞血瘀、寒凝胞中、湿热下注、气血虚弱等引起，其中气滞血瘀者最多见。

二、诊 断 要 点

1. 根据行经前后或月经期下腹坠痛，妇科检查无阳性体征，临床即可诊断。

2. 诊断时必须排除盆腔器质性病变的存在，采取完整的病史，做详细的体格检查（尤其是妇检），必要时结合辅助检查，如 B 超、腹腔镜、宫腔镜、子宫输卵管碘油造影等，排除子宫内膜异位症、盆腔炎症等，以区别于继发性痛经。

三、穴位热敏化分布

以腹部、腰骶部及小腿内侧为高发区，多出现在关元、中极、子宫、次髎、三阴交等区域。

四、灸疗操作

根据上述穴位出现热敏化的不同，按下述步骤分别依序进行回旋、雀啄、往返、温和灸四步法施灸操作：先行回旋灸 2 分钟温热局部气血，继以雀啄灸 1 分钟加强敏化，循经往返灸 2 分钟激发经气，再施以温和灸发动感传、开通经络。

1. 中极穴单点温和灸，患者自觉热感透至腹腔内并扩散至整个腹部，灸至感传消失；

2. 关元、子宫穴三角温和灸，患者自觉热感透至腹腔并扩散至整个腹部，灸至感传消失；

3. 次髎穴双点温和灸，患者自觉热感传透至深部，向四周扩散并沿带脉传至腹部，灸至感传消失；

4. 三阴交穴单点温和灸，部分患者的感传可直接到达腹部，如感传仍不能上至腹部，再取一支点燃的艾条放置感传所达部位的近心端点，进行温和灸，依次接力使感传到达腹部，最后将两支艾条分别固定于三阴交和腹部进行温和灸，灸至感传消失为止。

五、感传活动

1. 感传性质　以温热感为主，亦可见酸胀、疼痛（非施灸局部）、灼热（非施灸局部）、麻木等，少数患者可出现凉感。

2. 感传形式和路径　感传形式为扩散、深透、循一定路线传导（有蚁行、流水等形式）等。如灸关元、中极、子宫热感可深透腹部且向四周扩散，灸次髎穴热感深透、扩散并沿带脉传至腹部，灸三阴交穴热感传至腹部（图 12-8-1、图 12-8-2）。

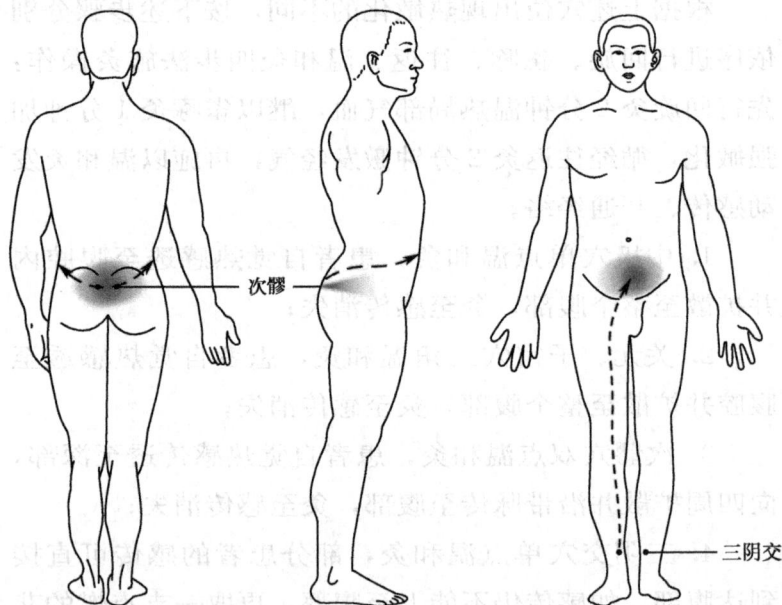

次髎

三阴交

图 12-8-1　次髎　　　　图 12-8-2　三阴交

六、典型病例

病例1：彭某，女，27岁，未婚，2004年10月9日就诊。诉自14岁初潮以后十年间月经时有提前，时有错后，口服中药治疗（药名不详）。近3年经期基本正常，但每于月经临行之时，感小腹胀满剧痛，多伴手足不温，甚则面色苍白，全身冷汗。口服中药治疗疗效不佳。求诊时小腹胀满疼痛1小时，头出冷汗，该女惧针，即给予热敏化穴探查，发现中极穴、双侧次髎穴及三阴交穴有明显透热、扩热现象。于中极穴、双侧次髎穴三处同时行热敏化穴温和灸，即感腹及腰背部片状温热感，15分钟后，腹及腰背部温热感连成一片，热流渗入腹腔，并感异常舒适，小腹胀满疼痛、头出冷汗等症顿减。灸处皮肤不感灼热，该灸感持续时间长达2小时热感回缩至中极穴、次髎穴，且仍有轻微透热现象，继灸10分钟灸处皮肤感灼热乃停灸。灸后仅感小腹轻微胀满，已无腹痛。次日复诊诉月经量色正常，无任何不适。嘱患者自灸中极、三阴交3天，每穴半小时，每日1次，以巩固疗效。并嘱每于月经临行前3天，自灸中极、三阴交穴，每穴半小时，每日1次，连续5天，坚持3个月经周期，以防复发。半年后随访，未复发。

病例2：王某，女，23岁，未婚，2005年3月21日就诊。主诉：经行疼痛4年，加重半天。患者诉自16岁初潮，月经基本正常，4年前因月经期食生冷之物，此后每于月经临行之时感小腹酸胀疼痛，遇热则减，伴腰骶及双下肢酸痛，浑身无力。求诊时小腹胀满疼痛半天，浑身无力，经查，于双子宫、双三阴交及中极探及腧穴热敏化，同时于双子宫施热敏化穴腹灸，立感整个下腹部有明显热流涌动，酸胀疼痛感消失，异常舒适，该灸感持续约 30 分钟后回缩至施灸点，并感皮肤灼热，乃停灸，改灸左三阴交，热流徐徐入里，约 5 分钟后呈线状沿小腿内侧上行至腘窝，灸感持续约 20 分钟后渐回缩至左三阴交，继灸 10 分钟感皮肤灼热，遂停灸，完成一次治疗。次日复诊诉月经量正常，无任何不适。嘱患者自灸双子宫、双三阴交穴 3 天，每日 1 次，每穴半小时，以巩固疗效。并嘱每于月经临行前 3 天自灸中极、三阴交穴，每穴半小时，每日 1 次，连续 5 天，坚持 3 个月经周期。半年后随访，未见复发。

　　病例 3：李某，女，16 岁，未婚，2006 年 1 月 10 日就诊。主诉：经行疼痛 2 年，加重 4 小时。患者诉 14 岁初潮，月经不规则，时有提前，时有推后，曾用中药调理（具体不详）后月经基本规则，但仍有月经临行酸胀疼痛，尚可忍受。今日月经来潮，小腹疼痛难忍，面色苍白，头冒冷汗，故来我科求诊。诊断为痛经，经查，关元、左次髎穴探及腧穴热敏化，即在关元穴行热敏化穴温和灸，患者感腹部片状温热，热流徐徐入里。30 分钟后，腹部温热感连成一片，热流渗入腹腔，并感温热舒适，小腹疼痛有所减轻，灸处皮肤不感灼热，该灸感持续时间长达 45 分钟热感渐回缩至关元穴，继灸 5 分钟灸处皮肤感灼热乃停灸，换灸左次髎穴于数分钟后感热流向皮肤深部灌注，整个左侧腰背部感到温热，约 15 分钟后，热流下传至委中穴附近，该灸感持续时间长达 50 分钟热感渐回缩至左次髎穴，并感皮肤灼热，遂停灸，完成一次治疗。次日复诊，诉小腹无疼痛，嘱患者自灸关元、双三阴交穴3天，每日1次，每穴半小时，以巩固疗效，并嘱每于月经临行前3天，自灸关元、双三阴交穴，每日1次，连续5天，坚持3个月经周期，以防复发。半年后随访，未复发。

第九节　盆腔炎症

一、概　　述

盆腔炎症指女性上生殖道及其周围组织的炎症，主要包括子宫内膜炎、输卵管炎、输卵管卵巢脓肿、盆腔腹膜炎等。

中医古籍无盆腔炎病名记载，根据急性期发热、腹痛、带下多的临床特征，与"热入血室"、"带下病"、"产后发热"等病症相似；慢性期以腹痛包块、带下多、月经失调、痛经、不孕为临床表现，故又属于"癥瘕"、"带下"、"痛经"、"月经不调"、"不孕"等病症范畴，多由湿热、湿毒、瘀血内阻所致。

二、诊断要点

1. 下腹痛、腰痛、肛门坠胀等不适，多在劳累、性交后、排便时及月经前后加重，过去有急性盆腔炎反复发作的病史。

2. 部分病例可有不同程度的月经失调，表现为经量增多，不规则阴道流血或痛经。

3. 白带增多。

4. 盆腔检查时可发现子宫居后位，活动受限，附件部位增厚及压痛，有输卵管积水或输卵管卵巢囊肿形成时，可在子宫一侧或双侧触及腊肠形或圆形的囊性肿物。

5. 血常规及血沉可能偏高。诊断性刮宫提示子宫内膜结核或慢性子宫内膜炎。B超检查可见盆腔形态不规则、囊实不均的包块或积液。

6. 腹腔镜检查可见盆腔充血粘连。输卵管伞端常闭锁。输卵管积水表现为粘连于子宫侧方或后方的长形透亮的囊性肿物。如看不到卵巢即应考虑为输卵管卵巢囊肿。

三、热敏化穴分布

以下腹部、腰骶部及小腿内侧为高发区，多出现在三阴交、大肠俞、次髎、关元、子宫等区域。

四、灸疗操作

根据上述穴位出现热敏化的不同，按下述步骤分别依序进行回旋、雀啄、往返、温和灸四步法施灸操作：先行回旋灸2分钟温热局部气血，继以雀啄灸2分钟加强敏化，循经往返灸2分钟激发经气，再施以温和灸发动感传、开通经络。

1. 大肠俞、次髎穴同时双点温和灸，患者自觉感到热感向四周扩散至整个臀部或沿带脉传至腹部，灸至带脉感传消失；

2. 三阴交穴单点温和灸，部分患者的感传可直接到达腹部，如感传仍不能上至腹部者，再取一支点燃的艾条放置感传所达部位的近心端点，进行温和灸，依次接力使感传到达腹部，最后将两支艾条分别固定于三阴交和腹部进行温和灸，灸至感传完全消失为止；

3. 关元、子宫穴三角温和灸，患者自觉热感向深部穿透至腹腔，灸至腹腔热感消失。

五、感传活动

1. 感传性质　以温热感为主，亦可见酸胀、疼痛（非施灸局部）、灼热（非施灸局部）、麻木等，少数患者可出现凉感。

2. 感传形式与路径　感传形式有扩散、深透、循一定路线传导等。如灸大肠俞、次髎穴热感向四周扩散至整个臀部或沿带脉传至腹部，灸三阴交热感沿下肢内侧传至腹部，灸关元、子宫穴热感渗透腹腔。（图 12-9-1～图 12-9-3）

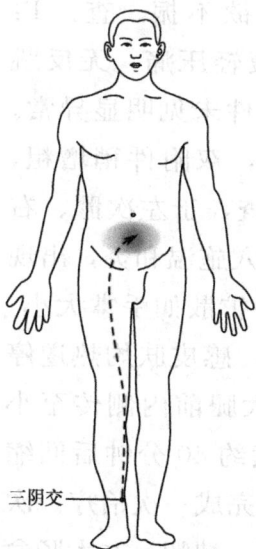

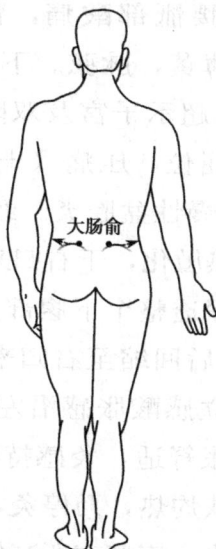

图 12-9-1　三阴交　图 12-9-2　大肠俞　图 12-9-3　次髎

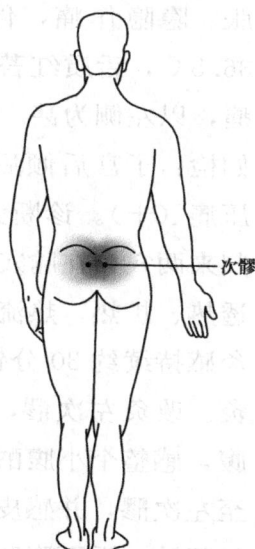

六、典型病例

病例 1：丁某，女，35 岁，已婚，工人，2004 年 12 月 4 日就诊。主诉：反复性下腹部坠胀、疼痛 1 年，加重 7 天。患者诉 1 年前人流后因劳累而出现发热，下腹部疼痛难忍，拒按，伴头痛，食欲不振，白带增多。到附近医院就诊，B 超示盆腔少量积液。妇检：宫颈抬举痛，双附件区明显压痛。血细胞检查示白细胞、中性粒细胞增高。诊断：急性盆腔炎。当即点滴抗生素药物治疗（具体用药不详），因工作原因不能得到很好休息，且没有坚持治疗。后经常下腹坠胀、疼痛，劳累及月经前后加重，月经量增多，经中医、西医、灌肠、理疗等治疗后有所好转，疗效不佳。求治于我科。症见下腹坠胀、隐隐作痛，伴腰骶部酸痛，食欲不振。查：T：36.5℃，舌质红苔薄黄，脉弦。下腹轻压痛，无反跳痛，以左侧为甚。B 超示子宫及双附件未见明显异常。妇检：子宫后倾后屈位，压痛（＋），双附件稍增粗，压痛（＋）。诊断为慢性盆腔炎。经查，于左次髎、右归来两穴存在腧穴热敏化，于右归来穴施温和灸，出现透热、扩热，热流深透整个下腹部并扩散如手掌大小，灸感持续约 30 分钟后回缩至右归来，感皮肤灼热遂停灸。改灸左次髎，立感酸胀感沿左大腿前内侧传至小腹，感整个小腹酸胀舒适，灸感持续约 40 分钟后回缩至左次髎，并感皮肤灼热，乃停灸，完成一次治疗。次日复诊，诉下腹坠胀、疼痛有所减轻，神阙、左大肠俞穴探及腧穴热敏化现象，灸神阙穴时即感热流如线状沿带脉感传，腰部温热舒适，灸感持续约 20 分钟后回缩至神阙穴，并感皮肤灼热，乃停灸，改灸左大肠俞穴，感热流如蚁行状沿带脉走向左下腹部，并传向小腹深部，灸感持续约 35 分钟后渐回缩至左大肠俞穴，并感皮肤灼热，遂停灸，完成一次治疗。按上述方法每月治疗 5～7 次，连续 5 个月经周期，共 30 次。治疗后患者未见下腹疼痛，妇检未见异常。半年后随访，未见复发。

病例 2：孙某，女，38 岁，工人。2005 年 1 月 8 日就诊。病史：反复性下腹疼痛 3 年。患者诉 3 年前无明显诱因出现下腹坠胀疼痛，发热。于附近医院就诊，各项检查后诊断为"急性盆腔炎"，西医治疗（具体用药不详）后疼痛等症状消失，后劳累后经常下腹隐痛，腰酸，精神不振。医院检查诊断为"慢性盆腔炎"，中医、西医、灌肠、理疗等治疗效果不佳。现求治于我科。查：T：36.4℃，舌质淡苔薄，脉弦。下腹轻压痛，无反跳痛。B 超示子宫及双附件未见明显异常。妇检：宫颈抬举痛（－），子宫后倾屈位，压痛（＋），双附件稍增粗，压痛（＋）。经查，左子宫、右次髎两穴存在腧穴热敏化，立于左子宫穴施热敏化腹灸，感热量扩散如手掌大小，10 分钟后热量深透整个下腹深部，感热流涌动，下腹滚烫，30 分钟后热流渐回缩至左子宫穴并感皮肤灼热，乃停灸，改灸右次髎穴，数分钟后热流呈线状沿右大腿前内侧传至小腹，感整个小腹酸胀舒适，灸感持续约 20 分钟后回缩至右次髎，并感皮肤灼热，乃停灸，完成一次治疗。次日复诊，诉下腹疼痛、腰酸症状有所减轻，按上述方法治疗每月治疗5~7次，连续6个月经周期，共35次。治疗后患者精神佳，无下腹疼痛及腰酸，妇检未见异常。半年后随访，未见复发。

病例3：罗某，女，30岁，已婚，2005年2月6日就诊。主诉：反复性下腹部酸胀疼痛伴白带增多3年。患者诉3年前因劳累而出现发热恶寒，腰酸胀痛难忍，下腹疼痛拒按，白带量多色黄有异味，伴尿道灼痛，大便干结。到附近医院就诊，诊断为"急性盆腔炎"。用"抗炎药"（具体用药不详）半月后上述症状好转。后经常因劳累而出现下腹隐隐坠痛，腰骶酸痛难忍，白带量增多，色黄有异味。医院检查后诊断为慢性盆腔炎，多方求医疗效不显。现要求艾灸治疗。症见下腹部酸胀疼痛，白带增多，色黄有异味，伴头晕乏力，食欲不振，胸闷腹胀。查：T：36.3℃，舌质暗红苔白腻，脉弦滑。下腹轻压痛，无反跳痛。B超示子宫及双附件未见明显异常。妇检：子宫前位，压痛（＋），双附件区压痛（＋）。经查，于左次髎、右三阴交两穴存在腧穴热敏化，于左次髎穴施温和灸，立感热流入里，10分钟后热流沿左腰部向左下腹部传导，20分钟后热流传向下腹部深部，热流团团涌动，立感腰骶部酸痛消失，灸感持续约20分钟后渐回缩至左次髎穴并感皮肤灼热遂停灸。改灸右三阴交穴，立感有温热感沿脾经向上传导，经施"接力"温和灸，热流一直上传于右下腹，感右下腹酸胀舒适，灸感持续约30分钟后渐回缩至右三阴交穴，并感皮肤灼热，乃停灸，完成一次治疗。次日复诊，诉下腹部酸胀疼痛有所减轻，按上述方法每月治疗5～7次，连续5个月经周期，共30次。治疗后患者未见下腹疼痛，妇检未见异常。1年后随访，未见复发。

第十节　阳　　痿

一、概　　念

阳痿是指男性阴茎勃起功能障碍，表现为男性在有性欲的情况下，阴茎不能勃起或能勃起但不坚硬，不能进行性交活动。阳痿分功能性及器质性两种，本篇主要讨论功能性阳痿。

中医认为本病主要由于命门火衰，房劳过度伤及肾阴，或心脾虚损，气血生化无源致宗筋失养而痿软；或过食肥甘，积滞生热，湿热下注；或寒滞肝脉，机体阳气阴血不能布达阴器，宗筋弛纵而发生。

二、诊 断 要 点

1. 青壮年男性，在性生活时阴茎不能勃起，或勃而不坚，不能进行正常性生活。

2. 多有房事太过，或青少年有手淫史。常伴有神倦乏力，腰膝酸软，畏寒肢冷，耳鸣。

3. 夜间或清晨常有自发性勃起，排除器质性病变或药物所致的阳痿。

三、穴位热敏化分布

以腹部及背腰部为高发区，多出现在关元、三阴交、肾俞、腰阳关、心俞、脾俞等区域。

四、灸 疗 操 作

根据上述穴位出现热敏化的不同，按下述步骤分别依序进行回旋、雀啄、往返、温和灸四步法施灸操作：先行回旋灸2分钟温热局部气血，继以雀啄灸1分钟加强敏化，循经往返灸2分钟激发经气，再施以温和灸发动感传、开通经络。

1. 关元穴单点温和灸，患者自觉感到热感深透至腹腔并沿带脉传至腰骶部，灸至感传消失；

2. 肾俞、腰阳关穴三角温和灸，患者自觉热感透至深部并扩散至腰背部且向下肢传导，灸至感传消失；

3. 心俞、脾俞穴同时双点温和灸，患者自觉热感透至胸腔，灸至感传完全消失；

4. 三阴交穴单点温和灸，部分患者的感传可直接到达腹部，如感传仍不能上至腹部者，再取一支点燃的艾条放置感传所达部位的近心端点，进行温和灸，依次接力使感传到达腹部，最后将两支艾条分别固定于三阴交和腹部进行温和灸，灸至感传消失。

五、感 传 活 动

1. 感传性质　以温热感为主，亦可见酸胀、灼热（非施灸局部）、麻木等。

2. 感传形式和路径 感传形式为扩散、深透、循一定路线传导（有蚁行、流水等形式）等。如灸关元穴热感深透至腹腔并出现带脉感传，灸三阴交穴热感传至腹部，灸肾俞穴热感透至深部并扩散至腰背部且向下肢传导，灸心俞、脾俞穴热感透至胸、腹腔。（图 12-10-1～图 12-10-4）

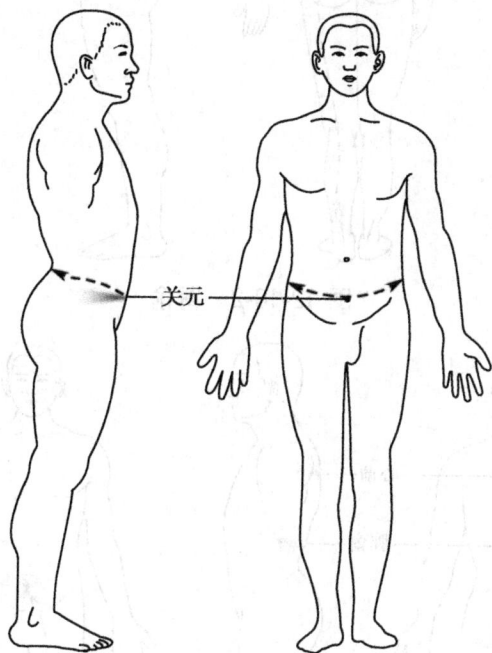

图 12-10-1 关元

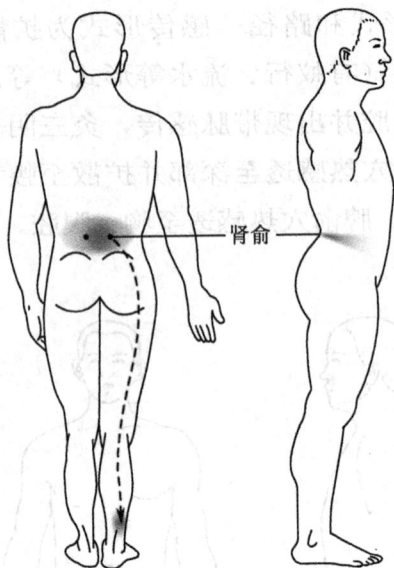

图 12-10-2　肾俞

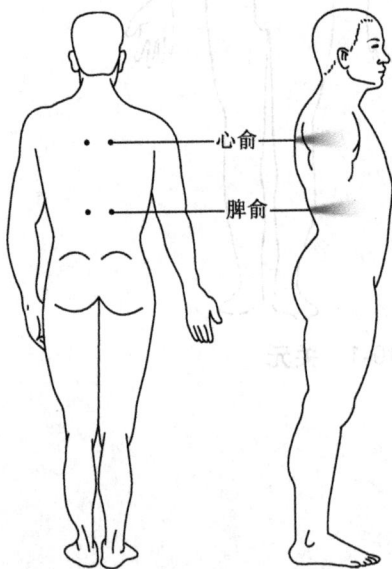

图 12-10-3　心俞、脾俞

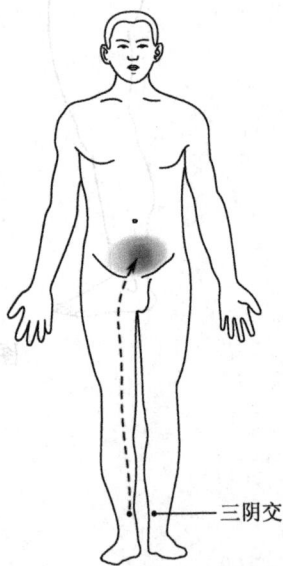

图 12-10-4　三阴交

六、典型病例

病例 1：王某，男，42 岁，干部，于 2004 年 11 月 12 日就诊。主诉：勃起困难 6 个月。6 个月前无明显诱因出现勃起障碍，并伴有轻微腰部酸软，手足不温，多次求助于针刺治疗及中药内服，但疗效不佳，因性生活不如意而精神郁闷。症见舌淡苔白，脉虚无力，体态虚胖，手足不温。诊断为阳痿，证属元阳不足。采用热敏化穴温和灸法，以温肾壮阳，培补元气。关元、双侧肾俞、腰阳关穴探及腧穴热敏化，均有透热、扩热现象。每日选取两穴，艾条悬灸至皮肤灼热，每日 1 次。治疗 2 天后患者诉晨起时阳物有自举现象，且较坚，约历 5 分钟后自行恢复常态。连续治疗 1 个月后，患者诉性生活已恢复如常。随访 1 年未见复发。

病例 2：赵某，男，38 岁，已婚，工人，于 2005 年 4 月 22 日就诊。主诉：勃起困难 8 个月。患者诉 8 个月前因工作劳累出现阳物不举，失眠、心悸，白天精神疲乏，食欲不振，曾多方求治，疗效不佳。现阳物彻夜难举，偶举不坚，夜多噩梦，性情暴躁多疑。查舌质淡苔薄白，脉细弱稍弦。诊断：功能性阳痿。经探查，关元穴、左肾俞穴出现腧穴热敏化。当即于左肾俞穴施热敏化穴温和灸，数分钟后左肾俞穴出现透热、扩热现象，感热流徐徐入里，5 分钟后热流呈片状扩散至左腰背部，感温热舒适，并沿带脉向左腰外侧扩散，扩散至左腹部，10 分钟后感整个左腹部温热舒适，经施"接力"温和灸，该热流继续呈片状下传至中极穴处，同时于关元穴施温和灸，5分钟后关元穴出现透热现象，热流渗透入里，并感两股热流于腹部深处汇合成片，感整个小腹滚热，患者自觉小腹热感明显高于左腰背部，灸感持续约50分钟后热流回缩至关元穴，并感皮肤灼热，关元穴遂停灸。继灸中极穴，5分钟后热流继续沿传导路线一直回缩至左肾俞穴，并感皮肤灼热，中极、左肾俞乃停灸，完成一次治疗。按上述方法治疗3次后患者诉晨起时阳物有自举现象，白天精神、食欲明显好转，继续按该法治疗10次，患者诉性生活已基本恢复正常，1年后随访，未见复发。

病例3：周某，男，48岁，于2005年10月18日就诊。主诉：勃起困难3年。患者诉3年前无明显诱因出现性生活困难，阳物难举，白天自觉腰膝酸软，阴囊潮湿，肢体困倦，食欲不振，多方求治效果不显。现要求艾灸治疗。查：舌质红苔黄，脉滑。经查，关元、左三阴交两穴探及腧穴热敏化。当即于关元穴施热敏化穴温和灸，数分钟后感热流徐徐入里，并向小腹深部扩散，10分钟后感小腹部温热，并出现明显酸胀感，灸感持续约45分钟后热流渐回缩至关元穴，并感皮肤灼热，乃停灸，换灸左三阴交穴，立感有温热感沿脾经向上传导，10分钟后感整个小腿上部均有温热酸胀感，经于左阴陵泉穴施"接力"温和灸，热流一直上传于左下腹，感左下腹酸胀舒适，灸感持续约20分钟后渐回缩至左阴陵泉穴，并感皮肤灼热，左阴陵泉穴乃停灸，左三阴交穴仍微有透热现象，继灸15分钟后左三阴交穴感皮肤灼热，遂停灸，完成一次治疗。次日复诊，患

者感精神好转，食欲正常，晨起阳物能举数分钟。继续
按该法治疗 10 次，患者诉性生活已基本恢复正常，半
年后随访，患者性生活正常。

第十一节　偏　头　痛

一、概　　念

偏头痛是一种发作性颅部血管舒缩功能障碍引起的
病症。多在青春期起病，以女性多见，可有家族史。

本病属于中医"偏头风"、"头角痛"、"偏头痛"等范
畴。因为外感或内伤等病因，致使肝、脾、肾等脏腑功能
失调，痰浊瘀血，痹阻经脉，气血壅遏不行，而发本病。

二、诊断要点

1. 无先兆偏头痛诊断标准：符合下述 2～4 项，发
作 5 次以上。

（1）每次发作持续 4～72 h（不治疗）。

（2）有以下特征（至少 2 项）：①单侧性；②搏动
性；③活动被抑制；④活动后头痛加重。

（3）发作期间有下列之一：①恶心和呕吐；②畏光
和畏声。

（4）无其他类似疾病：①病史和躯体其他方面正
常；②无其他已知类似疾病。

2. 有先兆偏头痛诊断标准：符合下述 2 项，发作
至少 2 次。

（1）有以下特征（至少 3 项）：①局限性脑皮质或（和）脑干功能障碍先兆症状；②先兆症状逐渐发展，持续 4min 以上；③先兆症状持续时间＜60min；④先兆症状与头痛发作无间歇期。

（2）有以下特征（1 项以上）：①病史和体格检查无器质性疾病；②病史和体格检查提示有器质性疾病，但实验室检查已排除；③有器质性疾病，但偏头痛初次发作与该疾病无密切关系。

三、穴位热敏化分布

以头面部、背部及小腿外侧为高发区，多出现在局部压痛点、风池、率谷、至阳、肝俞、阳陵泉等区域。

四、灸疗操作

根据上述穴位出现热敏化的不同，按下述步骤分别依序进行回旋、雀啄、往返、温和灸四步法施灸操作：先行回旋灸 1 分钟温热局部气血，继以雀啄灸 1 分钟加强敏化，循经往返灸 1 分钟激发经气，再施以温和灸发动感传、开通经络。

1. 局部压痛点单点温和灸，患者自觉感到热感深透至颅内并扩散至整个头部或自觉头部有紧压感，灸至感传消失为止；

2. 风池、率谷穴单点温和灸，患者自觉热感深透颅内并扩散至整个头面部，灸至感传消失；

3. 至阳、肝俞穴三角温和灸，患者自觉热感深透胸腔、扩散至整个背部并沿督脉传至头部，灸至感传消失；

4. 阳陵泉穴单点温和灸，部分患者的感传可直接到达头面部，如感传仍不能上至头面部者，再取一支点燃的艾条放置感传所达部位的近心端点，进行温和灸，依次接力使感传到达头面部，最后将两支艾条分别固定于阳陵泉和头面部进行温和灸，灸至感传消失。

五、感传活动

1. 感传性质　以温热感为主，亦可见酸胀、疼痛（非施灸局部）、灼热（非施灸局部）、麻木等。

2. 感传形式和路径　感传形式为扩散、深透、循一定路线传导等。如灸局部压痛点、风池、率谷穴热感深透至颅内并扩散至整个头面部，灸至阳穴热感深透胸腔并沿督脉传至头部，灸肝俞穴热感深透胸腔并扩散至整个背部，灸阳陵泉穴热感有时传至头面部（图 12-11-1～图 12-11-4）。

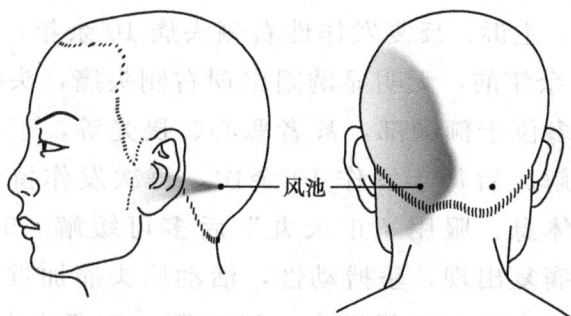

图 12-11-1　风池

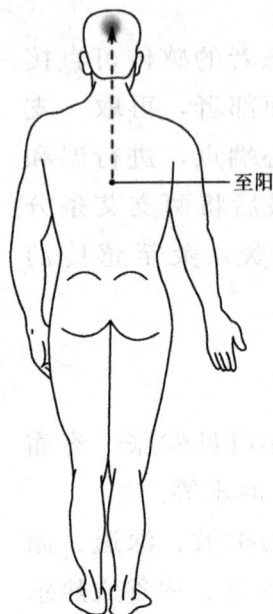

至阳

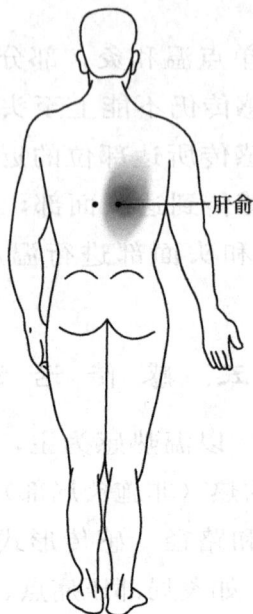

肝俞

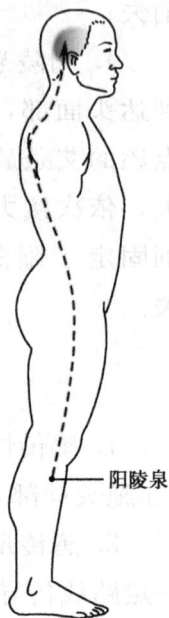

阳陵泉

图 12-11-2 至阳 图 12-11-3 肝俞 图 12-11-4 阳陵泉

六、典型病例

　　病例 1：孙某，女，50 岁，工人，2003 年 9 月 10 日就诊。主诉：反复发作性右侧头痛 10 余年，加重 5 天。10 余年前，无明显诱因出现右侧头痛，头痛呈搏动性，多位于额颞部，甚者恶心、畏光等，于休息后自行缓解。后每年发作 10 余次，每次发作持续 3～5 天，经休息、服用"正天丸"后多可缓解。5 天前，右侧头痛复出现，呈搏动性，活动后头痛加重，伴恶心、呕吐，呕出当餐进食，经口服"正天丸"无效，到附近医院诊治，摄头颅 CT 未见明显异常。诊断为偏头痛。今来我院就诊。查：舌质淡苔薄，脉弦。神经系统检查（一）。经查，于右太阳、右风池两穴存在腧穴热敏化，即令患者平卧，于右太阳、右风池两穴处同时施温和灸，右风池穴立感热流直入颅内约1寸（同身寸），继则传向右侧颞部，而后折向前额，同时右太阳穴明显扩热，与右风池穴所传热流汇合成片，患者立感右侧头颅温暖舒适。灸感持续25分钟后热流回缩至右太阳、右风池两穴皮肤表面，且头皮出现灼热感，遂停灸。完成一次治疗。次日复诊，诉头痛减轻，已无恶心、呕吐、畏光等症状，经查，于右头维、右阳陵泉两穴存在腧穴热敏化，再令患者平卧，头维穴施温和灸，数分钟后感热量扩散如手掌大小，该灸感持续约20分钟热流回缩至头维穴并感表面皮肤灼热，遂停灸，换灸右阳陵泉，10分钟后感热流呈线状沿右大腿外侧上传于右腹，继在右水道穴旁0.5寸施热敏化穴"接力"温和灸，热流即呈片状沿右胸腹外侧上传于肩，再在右肩髎穴施敏化穴"接力"温和灸，热流即呈线状沿右颈外侧上传于右风池穴，再于右风池穴施敏化穴"接力"温和灸，热流即呈片状扩散至右头颅部，立感右侧头颅温暖舒适，头痛立消，灸感持续约60分钟后，热流渐沿传导路线回缩至右阳陵泉穴并感皮肤灼热，无透热现象，乃停灸。完成一次治疗。按上法施灸11次，头痛症状消除，半年后随访，未见复发。

病例2：福某，男性，46岁，大学教授，2005年4月6日就诊。主诉：反复发作性左侧头痛5年，加重1

周。5年前无明显诱因出现左侧额颞部搏动性头痛，伴畏声、畏光等，每次发作持续3～5天，经休息、服用"正天丸"后多可缓解，近年来发作明显频繁，每月发作1～2次。1周前，左侧搏动性头痛复出现，始位于左眶后，渐转移至左侧额颞部，活动后加重，伴畏声、畏光等症，并感胸腹胀闷，恶心欲吐，到附近医院诊治，摄头颅CT未见明显异常。诊断为偏头痛。今来我院就诊。查：舌质淡苔白腻，脉弦滑。神经系统检查（－）。经查，于左风池穴存在腧穴热敏化，即令患者平卧，于左风池穴施温和灸，左风池穴立感透热、传热现象，3分钟后传向左侧颞部，速在左率谷穴施"接力"温和灸，患者立感左侧头颅温暖舒适，并自觉左眼酸胀。灸感持续25分钟后，左率谷穴透热、传热现象消失，左率谷穴遂停灸。续灸左风池穴15分钟后热流回缩至左风池穴，皮肤表面出现灼热感，遂停灸。完成一次治疗。次日复诊，诉头痛减轻，已无畏声、畏光等症状，按上法继续治疗15次，头痛症状消除，半年后随访，未见复发。

病例3：商某，女，43岁，教师，2006年1月7日就诊。主诉：反复发作性眶后部搏动性跳痛10余年，加重半月。10余年前无明显诱因出现左侧眶后部搏动性跳痛，甚伴畏声、畏光等症状，每次发作持续5～6天，每月发作1～2次，经休息多可缓解，近年来发作明显频繁，且左右眶后部搏动性跳痛交替出现。半月前上述症状复现，伴畏声、畏光等症，并感烦躁，口苦口干。到附近医院诊治，摄头颅CT未见明显异常。诊断为偏头痛。今来我院就诊。查：舌质红苔黄，脉弦。神经系统检查（一）。经查，于左肝俞穴存在腧穴热敏化，即令患者俯卧，于左肝俞穴施温和灸，立感透热、传热现象，3 分钟后沿膀胱经成片状向上传导，经施"接力"式热敏化穴温和灸，该热流上传至左风池穴，继在左风池穴施灸，感热流徐徐入脑，直入颅内约 1 寸（同身寸），继则传向左侧颞部，而后折向前额及右颞部，患者立感整个头颅温暖舒适。灸感持续约 45 分钟后，左风池穴透热、扩热现象消失，并感皮肤灼热，左风池穴乃停灸，该热流沿其传导路线继续回缩至左肝俞穴，10 分钟后感皮肤灼热，遂停灸，完成一次治疗。次日复诊，诉心情平静，眶后部搏动性跳痛减轻，无畏声、畏光等症。按上法施灸 10 次，眶后部搏动性跳痛消除，半年后随访，未见复发。

第十二节 面 瘫

一、概 述

面神经炎，又称周围性面神经麻痹，主要是由于茎乳突孔内面神经发生非特异性炎症，造成面神经功能障碍。临床上以病侧面肌瘫痪的系列症状为主要表现，如表情肌失用，口角歪斜，眼裂扩大，鼻唇沟平坦，鼓腮漏气等。

中医称之为"面瘫"、"口眼㖞斜"、"口眼歪斜"、"吊线风"、"歪嘴风"、"卒口僻"、"引口移颈"等，目前统称为"面瘫"或"口僻"。认为多由人体正气不足，经脉空虚，风邪夹痰乘虚入中面部阳明少阳脉络，致使气血痹阻，筋脉失养，经筋纵缓不收，而发生口角歪斜。

二、诊断要点

1. 常有受寒、着凉、吹风之诱因；

2. 起病迅速，急性或亚急性发病。可见一侧表情肌完全性或部分性瘫痪，额纹减少或消失。眼裂增大，蹙眉、闭目困难，鼻唇沟变浅，鼓腮时口角漏气，示齿时口角歪向健侧，进食时食物残渣易滞留于病侧齿颊之间；

3. 少数患者于发病前几天可伴有麻痹侧耳后乳突区、耳内疼痛或面部不适等前驱症状；

4. 排除 Guillain-Barré 综合征、雷-亨综合征、中耳炎、迷路炎、乳突炎、莱姆病、脑桥-小脑角综合征、糖尿病神经病及肿瘤。

三、穴位热敏化分布

以头面部、腹部、上肢上段及小腿外侧为高发区，多出现在翳风、下关、颊车、太阳、神阙、手三里、足三里等区域。

四、灸疗操作

根据上述穴位出现热敏化的不同，按下述步骤分别依序进行回旋、雀啄、往返、温和灸四步法施灸操作：

先行回旋灸 2 分钟温热局部气血，继以雀啄灸 1 分钟加强敏化，循经往返灸 1 分钟激发经气，再施以温和灸发动感传、开通经络。

1. 翳风穴单点温和灸，患者自觉热感透至耳腔且扩散至整个面部，灸至感传消失；

2. 下关、颊车、太阳穴单点温和灸，患者自觉热感透至深部并扩散至整个面部，灸至感传消失；

3. 神阙穴单点温和灸，患者自觉热感深透至腹腔内且出现带脉感传，灸至感传消失；

4. 手三里、足三里穴单点温和灸，部分患者的感传可直接到达面部，如感传仍不能上至面部，再取一支点燃的艾条放置感传所达部位的近心端点，进行温和灸，依次接力使感传到达面部，最后将两支艾条分别固定于手三里-面部或阳陵泉-面部进行温和灸，灸至感传完全消失为止。

五、感传活动

1. 感传性质　以温热感为主，亦可见酸胀、疼痛（非施灸局部）、灼热（非施灸局部）、麻木等。

2. 感传形式和路径　感传形式为扩散、深透、循一定路线传导等。如灸翳风、下关、颊车、太阳穴热感透至深部且向四周扩散，灸神阙穴热感透至腹腔内且发生带脉感传，灸手三里、足三里穴热感有时传至面部。（图 12-12-1～图 12-12-5）

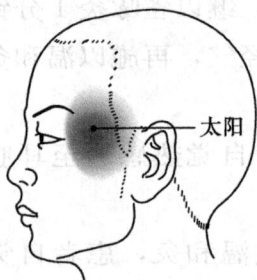

图 12-12-1　太阳

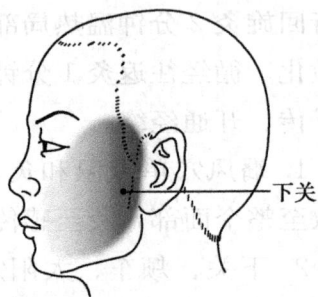

图 12-12-2　下关

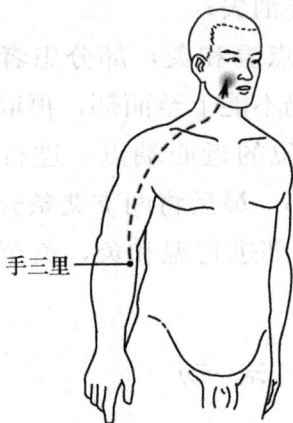

手三里

图 12-12-3　手三里

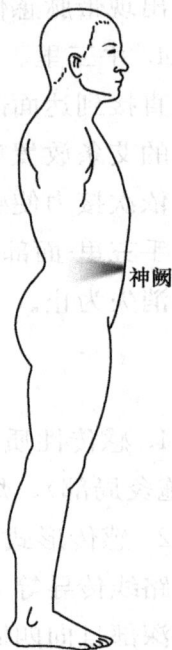

神阙

图 12-12-4　神阙

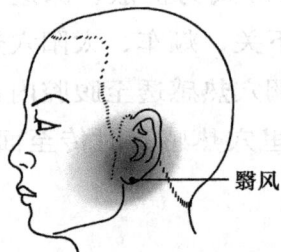

翳风

图 12-12-5　翳风

六、典型病例

病例1：王某，女，36岁，工人，于2004年8月9日就诊。主诉：口角右歪1天。患者诉1天前，因受空调冷气直吹面颊后，逐渐出现口角右歪，左眼闭合障碍。症见：口角右歪，左鼻唇沟变浅，左眼闭合时眼裂增宽，左眉抬举障碍，左侧额纹消失，鼓腮漏气，左耳后疼痛、压痛，舌淡红、苔白，脉弦滑有力。诊断为面瘫（左侧）。在患者的风府、风池、翳风处发现腧穴热敏化，施温和灸，患者感风府、风池处热力徐徐透入1寸许，持续20分钟后渐渐消失；换灸翳风处，患者感热流渐次扩散至整个左侧面颊，持续30分钟左右后消失，遂停止灸疗。完成一次治疗。每日治疗2次，5天后患者感传现象已不明显，但患者露齿时口角基本对称，左眼闭合力度稍差，左侧面颊表情肌活动基本正常，双侧额纹已对称，鼓腮已不漏气。再以艾灸翳风穴巩固治疗2天而痊愈。

病例2：胡某，女，30岁，干部，于2005年11月10日就诊，主诉：口角右歪半年。半年前该患者无明显诱因晨起时出现左眉抬举障碍，口角漏气，漱口漏水，眼不能闭，并出现左耳后乳突部剧烈疼痛，向上牵扯至左侧头部疼痛，同时外耳道内出现刺痛，伴头晕、恶心、呕吐，呕当餐食物。随即当地医院就诊，诊断：中医：面瘫（左）。西医：左侧周围性面神经麻痹（Hunt综合征）。经针刺治疗1月后病情好转，左侧额纹较右侧额纹浅，左眼仍不能够闭合，说话和笑时口角微有歪斜，左耳后乳突区无压痛。后继续针刺3月病情未见明显改善，症状同前，故要求艾灸治疗。查：舌质暗红苔白稍黄，脉细涩。左侧额纹稍浅，左眼仍不能够闭合，口角微向右歪斜，左唇方肌轻度萎缩，左鼻唇沟稍浅。经查，于神阙、关元穴探查到腧穴热敏化，于两处同时施热敏化穴腹灸，数分钟后感热量如"水注"向腹腔深部灌注，两股热流汇合一处向右下腹涌动，整个右下腹部感到温热，自觉右下腹温度明显高于施灸点皮温，灸感持续约35分钟后右下腹及神阙穴热流均回缩至关元穴并感皮肤灼热，遂停灸。完成一次治疗。次日于右天枢内0.5寸、气海穴、左阳陵泉穴探及腧穴热敏化，于右天枢内0.5寸、气海穴同时施热敏化穴腹灸，立感整个下腹部有明显热流涌动，异常舒适，该灸感持续约40分钟后回缩至施灸点，并感皮肤灼热，乃停灸，换于左阳陵泉穴施热敏化穴温和灸，立感透热、传热现象，经于左伏兔等穴行"接力"温和灸，热流沿左下肢外侧传导入左下腹，该灸感持续约40分钟后沿传导路线回缩至左阳陵泉穴，并感左阳陵泉穴皮肤灼热，乃停灸，完成一次治疗。按上法治疗10次后，查：舌质红苔白，脉细，左侧额纹加深，左眼能够闭合，眼睑力量稍差，口角微向右歪斜，左唇方肌仍稍萎缩，左鼻唇沟稍浅。继续按上法治疗30次后口角对称，病情痊愈。

病例3：黄某，男，38岁，农民，因口角歪斜4天，伴外耳道刺痛2天，于2005年11月11日就诊。4天前该患者睡觉中风吹于头面，晨起觉左面颊麻木，眼不能闭，继而出现口角漏气，漱口漏水。即到当地医院就诊，给予 VitB₁、弥可保、地塞米松及葛根素治疗无效。且于 2 天前出现左耳后乳突部剧烈疼痛，向上牵扯至左侧头部疼痛，同时外耳道内出现刺痛，听力减退，左耳耳鸣如蝉鸣，日轻夜重，伴头晕、恶心、呕吐，呕当餐食物。今来我院就诊，收入住院。入院查体：左额纹消失，左眼眼睑闭合不全，用力闭眼时眼裂差 4mm，皱额、蹙眉均不能，口角下垂，不能示齿、鼓腮及吹口哨，左耳后根乳突部明显压痛，外耳道内、耳廓内可见数个绿豆大小疱疹，未破损。舌质淡红，苔厚腻，脉弦滑。入院诊断：中医：面瘫（左）。西医：左侧周围性面神经麻痹（Hunt 综合征）。入院后给予常规针刺治疗，并给予热敏化穴温和灸治疗。当日针刺治疗后，症状如前，且感头晕、恶心加重。经查，发现翳明穴、率谷穴存在腧穴热敏化，尤以翳明穴灸感显著，即在翳明穴施灸，艾灸数秒钟后感热量如"水注"直灌耳内，并迅速向耳廓周围扩散，数分钟后以外耳道为中心，感左侧耳廓上部、前部皮肤下均有热流，该现象持续时间约 90 分钟后热量才逐渐减弱，至 2 个小时后患者耳内、皮肤下热流才逐渐消退，渐感灸疗部位皮肤烧灼疼痛，无透热现象，即停灸。完成一次治疗。灸后自觉头晕、耳鸣、左耳后乳突疼痛均减轻，已不感恶心、呕吐。因畏针，仅针 1 次后自行要求停止针刺。第 2 天继在耳廓附近寻找热敏化腧穴，患者热敏化穴均在耳廓附近能够寻及，且均感热流传入耳中，持续时间约 30～90 分钟不等，每日施灸 1 次，选取一个穴位，每次治疗均以透热、耐热现象消失为度。治疗 7 天后，左侧额纹较右侧额纹稍浅，左眼能够闭合，说话和笑时口角微有歪斜，左耳后乳突区无压痛，左耳廓、外耳道无新发疱疹，外耳道、耳廓内不感刺痛，听力测定左耳听力正常。嘱每日自灸热敏化穴 1 次。5 日后复诊，上述症状、体征均消失，面部表情肌运动恢复正常功能，病情痊愈。

第十三节　三叉神经痛

一、概　　述

三叉神经痛是指原因未明的三叉神经分支分布区域内反复发作、阵发性剧烈疼痛，是一种典型的神经性疼痛。临床以面部三叉神经一支或几支分布区内突发的短暂剧痛为主要表现，发作和消失都突然，每次持续仅数秒至数分钟，但可反复不定时发作，疼痛常表现为电灼样、刀割样、撕裂样或钻痛样，以面颊、上下颌等处明显；大多数为单侧发病。

本病属中医"面痛"、"头痛"、"偏头痛"，"偏头风"等范畴。三叉神经痛病位在头面，由风邪外袭、风痰郁火及阳明胃热致气血闭阻，经络不通而引起疼痛。

二、诊断要点

1. 局限于三叉神经支配区反复发作的短暂性电击、

刀割、烧灼、撕裂、针刺样疼痛，每次发作数秒至 1～2 分钟，间歇期完全正常；

2. 疼痛多为一侧，亦可为双侧，有触发点，严重者伴同侧面肌抽搐；

3. 病程呈周期性发作，发作期可持续数天、数周至数月，而缓解期长短不一，可为数天至数年不等；

4. 神经系统检查一般无阳性体征；实验室检查无异常发现。

三、穴位热敏化分布

以面部及小腿外侧为高发区，多出现在下关、颊车、四白、鱼腰、阳陵泉、悬钟等区域。

四、灸疗操作

根据上述穴位出现热敏化的不同，按下述步骤分别依序进行回旋、雀啄、往返、温和灸四步法施灸操作：先行回旋灸 1 分钟温热局部气血，继以雀啄灸 1 分钟加强敏化，循经往返灸 1 分钟激发经气，再施以温和灸发动感传、开通经络。

1. 下关、颊车、四白、鱼腰穴单点温和灸，患者自觉热感深透至面部并向四周扩散，灸至感传消失为止；

2. 阳陵泉、悬钟穴双点温和灸，部分患者的感传可直接到达面部，如感传仍不能上至面部者，再取一支点燃的艾条放置感传所达部位的近心端点，进行温和灸，依次接力使感传到达面部，最后将两支艾条分别固定于阳陵泉-面部或悬钟-面部进行温和灸，灸至感传消失。

五、感 传 活 动

1. **感传性质** 以温热感为主，亦可见酸胀、灼热（非施灸局部）、麻木等，少数患者可出现凉感。

2. **感传形式和路径** 感传形式为扩散、深透、循一定路线传导等。如灸下关、颊车、四白、鱼腰穴热感可深透面部并向四周扩散，灸阳陵泉、悬钟穴热感有时可传至面部（图 12-13-1～图 12-13-5）。

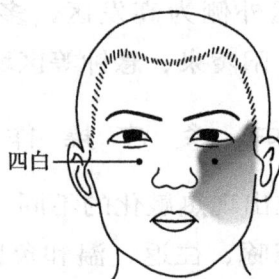

图 12-13-1 四白

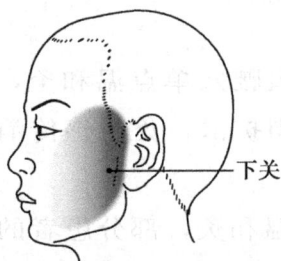

图 12-13-2 下关

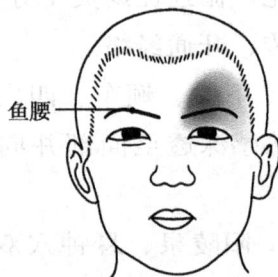

图 12-13-3 鱼腰

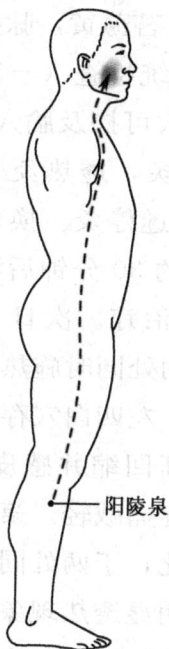

图 12-13-4 阳陵泉

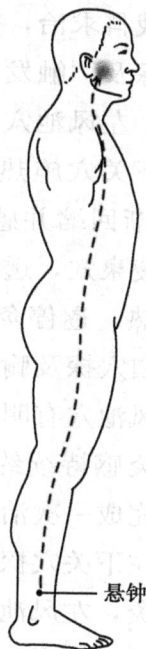

图 12-13-5 悬钟

六、典型病例

病例 1： 廖某，女，68 岁，于 2004 年 3 月 21 日就诊。主诉：反复发作性左面部疼痛 2 年余，加重半月。病史：两年前无明显诱因下左面颊部出现阵发性、短暂发作性针刺样的剧烈跳痛，无法自主控制。即到当地医院求治，经检查确诊为原发性三叉神经痛，给予口服卡马西平，针刺治疗，该症无法有效控制。近半月来，左面颊部针刺样的剧烈跳痛发作明显频繁，持续时间延长，多于吃饭、大声说笑时发作，每天发作 10 余次，持续数分钟能自行停止，严重影响生活，伴口苦，头晕。现来我科求治，查：舌质红，苔薄黄，脉弦。左迎香穴处可探及"触发点"，神经系统检查（一）。经查，左下关穴、左风池穴、左阳陵泉穴可探及腧穴热敏化。当即于左下关穴施热敏化穴温和灸，透热灸感持续约20分钟后渐回缩并感皮肤灼热，遂停灸。换灸左风池穴、左阳陵泉穴，透热灸感持续约30分钟后渐回缩并感皮肤灼热，遂停灸。完成一次治疗。次日于左风池穴、左四白穴探及腧穴热敏化，两处同时施热敏化穴温和灸，左风池穴有明显透热现象，左四白穴存在明显扩热现象，灸感持续约40分钟后渐回缩并感皮肤灼热，遂停灸。完成一次治疗。灸后感疼痛减轻。第3日于左风池穴、左下关穴探及腧穴热敏化，于两处同时施热敏化穴温和灸，左风池穴立刻出现明显透热现象，左下关穴存在明显扩热现象，5分钟后感左风池穴热流呈线状上传于右耳后上方率谷穴，数分钟后与左下关穴扩散之热汇合一处，整个左颅脑、面部均有温热之感，灸感持续约50分钟后渐回缩并感施灸点皮肤灼热，遂停灸。完成一次治疗。次日复诊述疼痛程度减轻，昨发作4次，每次持续时间仅数秒钟至半分钟。继按上述治疗方案治疗22次，嘱调情志。22次治疗后，患者诉发作性左面部疼痛消失，病情痊愈。1年后随访，未见复发。

　　病例2：高某，男，52岁，于2005年4月18日就诊。主诉：反复发作性右面部疼痛1年余，加重10天。患者诉1年前无明显诱因出现右面部突发性、闪电样剧烈疼痛，开始持续数秒，每天发作3～4次，到附近医院就诊，经检查后诊断为"原发性三叉神经痛"，口服卡马西平后症状稍缓解。此后该症反复发作，且有加重趋势，10 天前，因劳累后该症复发，右面部突发性、闪电样剧烈疼痛，持续数分钟，每天发作 10 余次，进餐时为甚，伴烦躁易怒，口苦口干，偶感头晕。口服卡马西平症状不能缓解，现来我科求治。查：舌质红，苔黄，脉弦数。左颊车穴内 0.5 寸处可探及"触发点"，神经系统检查（－）。经查，右风池穴附近可探及腧穴热敏化。当即于右风池穴施热敏化穴温和灸，立感透热、扩热现象，5 分钟后感热流扩散至右翳风穴附近，速在右翳风穴施温和灸，感热流渗透耳中，顿感右耳发嗡嗡鸣响，持续约 5 分钟。继灸上述两穴，10 分钟后自觉口腔分泌物增多，头脑清醒，精力充沛，右面部突发性、闪电样剧烈疼痛顿减，该灸感持续约 30 分钟，翳风穴透热现象消失，并感皮肤灼热，右翳风穴乃停灸，继灸右风池穴 5 分钟后透热、扩热现象渐消失，并感皮肤灼热，右风池穴遂停灸，完成一次治疗。次日复诊述右面部突发性、闪电样剧烈疼痛程度减轻，昨发作 6 次，每次持续时间约半分钟。继按上述治疗方案治疗 30 次，嘱调情志。30 次治疗后，患者诉发作性右面部疼痛消失，病情痊愈。1 年后随访，未见复发。

病例 3：杨某，女，49 岁，于 2003 年 8 月 11 日就诊。主诉：反复发作性左面颊部疼痛 5 年余，加重 1 月。患者诉 5 年前无明显诱因左面颊部出现阵发性、短暂发作性撕裂样的剧烈跳痛，到当地医院求治，经检查确诊为原发性三叉神经痛。近 1 月来，该症加重，左面颊部撕裂样的剧烈跳痛发作明显频繁，持续时间延长，每天发作10余次，持续数秒钟至数分钟能自行停止，多于进餐、漱口时发作，严重影响生活，感口苦口干，目昏头重。现来我科求治，查：舌质红，苔少，脉细。左地仓穴附近可探及"触发点"，神经系统检查（-）。经查，可探及左下关穴、左悬钟穴附近有明显透热现象。当即于左下关穴施热敏化穴温和灸，透热灸感持续约30分钟后渐回缩并感皮肤灼热，遂停灸。换灸左悬钟穴，即感透热，1分钟后热流沿小腿外侧呈片状上行，于左阳陵泉穴等穴行"接力"温和灸，热流上行于左腹，灸感持续约25分钟后渐回缩并感皮肤灼热，遂停灸。完成一次治疗。次日于左风池穴、左下关穴探及腧穴热敏化，两处同时施热敏化穴温和灸，左风池穴有明显透热现象，左下关穴存在明显扩热现象，灸感持续约15分钟后渐回缩并感皮肤灼热，遂停灸。完成一次治疗。灸后感疼痛减轻。第3日左鱼腰穴可探及腧穴热敏化。当即于左鱼腰穴施热敏化穴温和灸，数分钟后感热流徐徐入里，渐扩散至左侧颞部，继于左头维穴施"接力"热敏化穴温和灸，热流扩散至左面颊部，左面颊部温热舒适，口中唾液增多，头脑清醒，灸感持续约40分钟后热流渐回缩至左头维穴处，并感皮肤灼热，左头维穴乃停灸，15分钟后感热流渐回缩至左鱼腰穴并感皮肤灼热，乃停灸。完成一次治疗。第4日复诊，诉昨日左面部突发性、撕裂样的剧烈跳痛程度减轻，昨发作5次，每次持续时间约半分钟。继按上述治疗方案治疗30次，嘱调情志。30 次治疗后，患者诉发作性左面部疼痛消失，病情痊愈。3 个月后因劳累该症复发，左面颊部出现阵发性、短暂发作性撕裂样的疼痛，每天发作 5～6 次，持续时间约数秒钟至一分钟，多于进餐时出现，继按上述方法治疗 10 次，左面颊部阵发性、短暂发作性撕裂样疼痛消失，半年后随访，未见复发。

第十四节　面肌痉挛

一、概　述

面肌痉挛（又称半面痉挛、面肌抽搐）为一侧面部肌肉不自主的无痛性阵发性抽搐。多见于中、老年人，女性多于男性。

面肌痉挛在中医"口僻"、"筋惕肉睄"等病证中有相应的描述和论治。一般认为本病由于外风侵袭，或体弱气虚引起阴虚、血少、筋脉失养或风寒上扰于面部，引动肝风所致而致，病位在面部阳经，与肝、脾、肾、胆、胃、脏腑有关。

二、诊断要点

1. 抽搐先从下睑开始，逐渐扩展到半侧面部表情肌，以口角肌肉的抽搐最为明显。额肌一般无抽搐表现。

2. 精神紧张或疲倦可为诱因并加重症状，睡眠时停止发作。

3. 抽搐为阵发性，每次抽搐时间由数秒钟至数分钟或更长。

4. 神经系统检查阴性。

三、穴位热敏化分布

以面部、前臂及小腿外侧为高发区，多出现在翳风、下关、颊车、手三里、阳陵泉等区域。

四、灸 疗 操 作

根据上述穴位出现热敏化的不同，按下述步骤分别依序进行回旋、雀啄、往返、温和灸四步法施灸操作：先行回旋灸1分钟温热局部气血，继以雀啄灸1分钟加强敏化，循经往返灸1分钟激发经气，再施以温和灸发动感传、开通经络。

1. 翳风穴单点温和灸，患者自觉热感透至深部且扩散至整个面部，灸至感传消失为止；

2. 下关、颊车穴单点温和灸，患者自觉热感透至深部并扩散至整个面部，灸至感传完全消失；

3. 手三里、阳陵泉穴单点温和灸，部分患者的感传可直接到达面部，如感传仍不能上至面部，再取一支点燃的艾条放置感传所达部位的近心端点，进行温和灸，依次接力使感传到达面部，最后将两支艾条分别固定于手三里-面部或阳陵泉-面部进行温和灸，灸至感传完全消失为止。

五、感 传 活 动

1. 感传性质 以温热感为主，亦可见酸胀、疼痛

（非施灸局部）、灼热（非施灸局部）、麻木等，少数患者可出现凉感。

2. **感传形式和路径** 感传形式为扩散、深透、循一定路线传导等。如灸翳风、下关、颊车穴热感透至深部且扩散至整个面部，灸手三里、阳陵泉穴热感有时传至面部（图 12-14-1～图 12-14-4）。

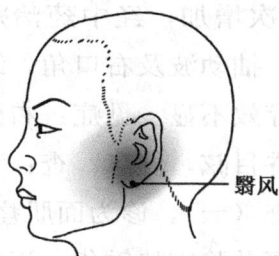
图 12-14-1 翳风

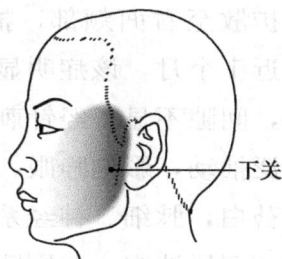
图 12-14-2 下关

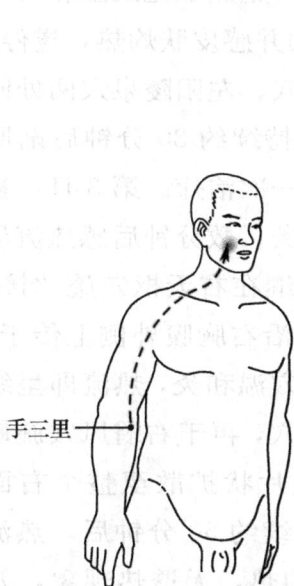
图 12-14-3 手三里

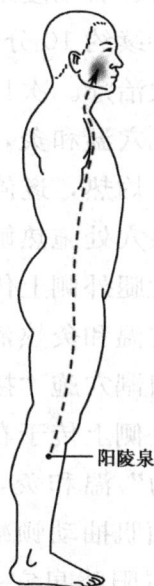
图 12-14-4 阳陵泉

六、典型病例

病例 1：胡某，女，58 岁，于 2005 年 2 月 23 日就诊。主诉：反复面肌抽动 1 年余，加重 1 个月。病史：1 年前劳累后出现右眼睑部阵发性抽动，无法自主控制。始 1 月余仅一天抽动数次，未引起重视。该症渐重，扩散至右面颊部，抽动数次增加，经中药治疗无效。近 1 个月，该症明显加重，抽动波及右口角，终日抽动，间隙不显。经针刺治疗疗效不显。见症：右面颊部广泛抽动，影响睁眼，感头昏目眩，健忘。查：舌质淡，苔白，脉细。神经系统检查（一）。诊为面肌痉挛。经查，双风池穴、双阳陵泉穴探及腧穴热敏化。当即于右风池穴、右阳陵泉穴两处同时施热敏化穴温和灸，透热灸感持续约 10 分钟后渐回缩并感皮肤灼热，遂停灸。完成一次治疗。次日于左风池穴、左阳陵泉穴两处同时施热敏化穴温和灸，透热灸感持续约 30 分钟后渐回缩并感皮肤灼热，遂停灸。完成一次治疗。第 3 日，复于右阳陵泉穴处施热敏化穴温和灸，数分钟后感热流呈片状沿右大腿外侧上传于腹部，继在右天枢穴施"接力"热敏化穴温和灸热流即呈片状沿右胸腹外侧上传于肩，再在右肩髃穴施"接力"敏化穴温和灸，热流即呈线状沿右颈外侧上传于右耳后翳风穴，再于右翳风穴施敏化穴"接力"温和灸，热流即呈片状扩散至整个右面颊部，诉面肌抽动顿减。灸感持续约 50 分钟后，热流渐回缩至右阳陵泉穴并感皮肤灼热，无透热现象，乃停灸。完成一次治疗。次日复诊，诉精神好转，面肌仅于傍晚抽动 1 小时。继按上述治疗方案治疗 20 次，嘱调情志。20 次治疗后，患者诉面肌抽动消失，病情痊愈。继嘱患者睡前自灸阳陵泉穴半小时，每日 1 次，连续 10 天，以巩固疗效。半年后随访，未见复发。

病例 2：孙某，男，68 岁，于 2005 年 4 月 12 日就诊。主诉：反复性面肌抽动半年余，加重 1 周。病史：半年前无明显诱因出现左侧口角阵发性抽动，无法自主控制，开始一月余仅抽动数次，持续时间仅数分钟，未引起重视，1 周前，该症逐渐加重，扩散至整个左面颊部，每日抽动数次，持续时间延长，面部呈一种异样怪形，现求治我科。见症：左面颊部广泛抽动，影响睁眼及饮食，感头晕乏力。查：舌质红，苔薄黄，脉弦细。神经系统检查（一）。诊断为面肌痉挛。经查，左下关穴、左风门穴探及腧穴热敏化。当即于左下关穴施热敏化穴温和灸，数分钟后感热流渐扩散至整个左面颊部，左面颊部温热舒适，灸感持续约 30 分钟后热流渐回缩至左下关穴处，并感皮肤灼热，乃停灸，改灸左风门穴，10 分钟后感左侧肩背部热流呈片状扩散，并沿左侧后颈项部呈片状上传于左风池穴，继在左风池穴施温和灸，5 分钟后热流直达颅内 2 寸（同身寸），并感热流在颅内涌动，似有透至左面颊之感，诉面颊部有蚁行感，面部肌肉抽动顿减。灸感持续约 2 小时后，热流由左风池穴渐回缩至左风门穴并感皮肤灼热，无透热现象，乃停灸。完成一次治疗。次日复诊，面肌仅于睡前抽动 10 余分钟。继按上述治疗方案治疗 25 次，嘱调情志。25 次治疗后，患者诉面肌抽动消失，病情痊愈。

继嘱患者睡前自灸足三里穴半小时，每日 1 次，连续
20 天，以巩固疗效。半年后随访，未见复发。

　　病例 3：赵某，女，63 岁，于 2005 年 10 月 16 日
就诊。主诉：反复发作性左眼睑抽动 2 月余。病史：2
月前无明显诱因出现左眼睑部阵发性抽动，无法自主控
制，影响睁眼，开始数天仅抽动数次，持续时间仅数秒
钟，未引起重视，后该症逐渐加重，每日抽动数十次，
持续时间延长，多可持续数分钟至数十分钟，现求治我
科。见症：左眼睑抽动，影响睁眼，感头晕、心烦，睡
眠差。查：舌质红，苔黄，脉弦细。神经系统检查
（一）。诊断为面肌痉挛。经查，左手三里、百会穴、左
阳陵泉穴可探及腧穴热敏化。当即于百会穴施热敏化穴
温和灸，数分钟后感热流徐徐入里，渐扩散至左侧颞
部，继于左率谷穴施"接力"温和灸，热流折向前额、
左面颊部，左面颊部温热舒适，左眼酸胀感，灸感持续
约 30 分钟后热流渐回缩至左率谷穴处，并感皮肤灼热，
乃停灸，10 分钟后感热流渐回缩至百会穴并感皮肤灼
热，无透热现象，乃停灸。换于左手三里穴行热敏化穴
温和灸，即感热流沿左上肢向上传导，经施"接力"温
和灸，热流上传于左面颊，且左面颊有蚁行感，灸感持
续约 40 分钟后热流渐回缩至左手三里穴，左面颊蚁行
感消失，并感左手三里穴皮肤灼热，乃停灸，完成一次
治疗。次日复诊，诉昨日左眼睑部阵发性抽动仅 3 次，
每次持续时间约 1 分钟左右。继按上述治疗方案治疗
30 次，嘱调情志。30 次治疗后，患者诉左眼睑抽动消
失，病情痊愈。继嘱患者睡前自灸阳陵泉穴半小时，每

日 1 次，连续 20 天，以巩固疗效。半年后随访，未见复发。

第十五节 枕 神 经 痛

一、概　　述

枕神经痛是枕大神经痛和枕小神经痛的合称，是一种以枕部和项部发作性剧痛为主要表现的周围神经疾病。有原发性和继发性两种，前者常因受寒引起；后者继发于颈椎病、椎管内病变、脊髓空洞、枕部外伤、感染等。

枕神经痛属于中医"头痛"、"偏头痛"范畴，多由风痰痹阻，肝胆火旺，痰浊上扰清窍，导致头部络脉气血不畅，不通则痛。

二、诊 断 要 点

1. 疼痛位于枕后、枕下部，放散到项部、头顶部，呈发作性。

2. 疼痛性质似针刺或刀割样放射痛，有时为跳痛。

3. 向对侧转头时而被诱发，打喷嚏、咳嗽时加重。

4. 枕后、项部可触及压痛点。

三、穴位热敏化分布

以后项部及小腿外侧为高发区，多出现在风池、风府、大椎、阳陵泉等区域。

四、灸 疗 操 作

根据上述穴位出现热敏化的不同，按下述步骤分别依序进行回旋、雀啄、往返、温和灸四步法施灸操作：先行回旋灸1分钟温热局部气血，继以雀啄灸加强敏化，循经往返灸1分钟激发经气，再施以温和灸发动感传、开通经络。

1. 大椎、风池穴三角温和灸，患者自觉热感透向颅内、向四周扩散并向上传导，灸至感传消失为止；

2. 阳陵泉穴单点温和灸，部分患者的感传可直接到达头部，如感传仍不能上至头部者，再取一支点燃的艾条放置感传所达部位的近心端点，进行温和灸，依次接力使感传到达头部，最后将两支艾条分别固定于阳陵泉和头部进行温和灸，灸至感传消失。

五、感 传 活 动

1. 感传性质　以温热感为主，亦可见酸胀、疼痛（非施灸局部）、灼热（非施灸局部）、麻木等，少数患者可出现凉感。

2. 感传形式和路径　感传形式为扩散、深透、循一定路线传导（有蚁行、流水等形式）等。如灸风池穴热感深透至颅内并向周围扩散，灸大椎穴热感透至颅内并传至头顶，灸阳陵泉穴热感有时可沿一定路线传至头顶。（图12-15-1～图12-15-3）

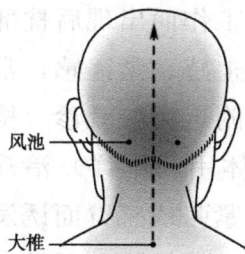

图 12-15-1　风池、大椎　　图 12-15-2　风池、天柱

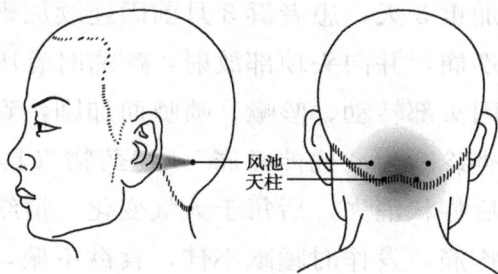

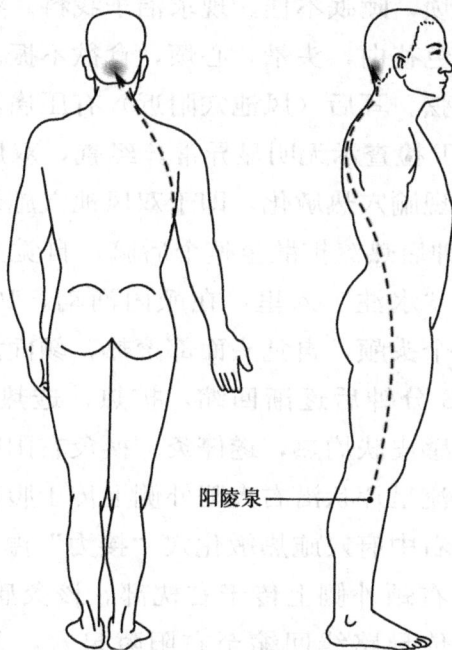

图 12-15-3　阳陵泉

六、典型病例

病例 1：梅某，男，43 岁，电脑工程师，于 2005 年 3 月 21 日就诊。主诉：头枕部发作性疼痛 3 月余，

加重 3 天。患者诉 3 月前因连续加班工作而出现后枕部疼痛，并向头顶部放射，疼痛时有压迫感、紧箍感，常因头部转动、咳嗽、喷嚏而加剧，到附近医院就诊，检查诊断为"枕神经痛"，经药物（具体用药不详）治疗后症状消失，后每于天气变化、情绪紧张或感冒而诱发疼痛，发作时睡眠不佳，食欲不振，心情烦躁，严重影响生活质量。3 天前因天气变化而复出现后枕部疼痛，伴头晕、心烦，睡眠不佳。现求治于我科。症见：痛苦状面容，面色苍白，头晕，心烦，食欲不振。查：舌质淡苔薄，脉弦。耳后（风池穴附近）有压痛，接触性疼痛。颈椎 CT 检查示无明显异常。经查，双风池穴、右阳陵泉穴出现腧穴热敏化，即于双风池穴施热敏化穴温和灸，5 分钟后热流扩散至整个后脑，自觉头皮温热舒适，热流如"水注"入里，在颅内涌动，10 分钟后热流扩散至整个头颅，自觉头面部滚热，颜面潮红，该灸感持续约 28 分钟后逐渐回缩，扩热、透热现象消失，并双风池穴感皮肤灼热，遂停灸。换灸右阳陵泉穴，数分钟后感热流呈片状沿右大腿外侧上传于腹部，相继于右天枢穴、右中府穴施热敏化穴"接力"温和灸，热流即呈线状沿右颈外侧上传于右枕部。该灸感持续约 25 分钟后渐沿传导路线回缩至右阳陵泉穴，并感皮肤灼热，遂停灸，完成一次治疗。治疗时患者诉心情放松，无头痛。次日复诊，诉昨晚熟睡 6 小时，疼痛减轻，继按上述方法治疗 20 次，症状消失，病情痊愈。半年后随访，未见复发。

　　病例 2：刘某，女，62 岁，于 2005 年 11 月 27 日

就诊。主诉：左侧后脑持续性疼痛1个月。诉1月前感冒后出现左侧后脑疼痛，放射至颈项部，咳嗽或头部转动时疼痛加剧，到附近医院就诊，诊断为"枕神经痛"，采用西药（具体不详）后症状缓解，但仍疼痛，现左侧头项后半部刺痛，放射至颈项部，头晕，恶心，心情烦躁。现求治于我科。查：舌质红苔薄，脉弦细。左耳后（风池穴附近）有明显压痛，且皮肤痛觉过敏。经查，左风池穴、大椎穴探及腧穴热敏化，即于上述两穴同时施热敏化穴温和灸，5分钟后两股热流扩散并汇合成片，10分钟后热流向颅内扩散，深达2寸（同身寸），自觉头颅皮温渐升高，由温热感渐觉滚热，该灸感持续约20分钟后渐回缩至上述两穴，并感皮肤灼热，遂停灸，完成一次治疗。次日复诊，诉疼痛感减轻，按上述方法治疗25次，症状消失，病情痊愈。嘱患者自灸风池穴，每日1次，每穴半小时，连续治疗15天，以巩固疗效。半年后随访，未见复发。

病例3：代某，女，57岁，于2005年12月9日就诊。主诉：右侧后枕部和颈部持续性疼痛24天。诉24天前无明显诱因出现右侧后枕部和颈部剧痛，咳嗽、喷嚏或头部运动时疼痛加重，被迫保持头部微向前倾，后枕部皮肤痛觉过敏。到附近医院就诊，诊断为"枕神经痛"，用中、西医治疗（具体用药不详）效果不佳，现头部保持前倾式，右侧后枕部、颈部疼痛，后枕部皮肤痛觉过敏，今来我科求诊。查：舌质暗苔薄，脉沉弦。右侧枕外隆突与右侧乳突联线中点稍内（枕大神经压痛点）有明显压痛。经查，左风池穴、大椎穴处探及腧穴

热敏化，即于左风池穴施热敏化穴温和灸，立感热流向
颅内渗透，数分钟后感热流呈片状向头顶部扩散，立于
百会穴施"接力"温和灸，5分钟后热流沿督脉向前额
扩散，并感前额有压迫感，自觉整个头部温热，颜面潮
红，该灸感持续约15分钟后渐回缩至百会穴并感皮肤
灼热，百会穴乃停灸，继灸左风池穴10分钟后，左风
池穴皮肤灼热，乃停灸，换灸大椎穴，数分钟后感热流
在颈项部扩散，10分钟后热流向颅内扩散，感热流在
近枕骨处周围颅内团团涌动，热流向后颈部扩散至肩
部，感整个颈部轻松，该灸感持续约30分钟后热流由
颅内及后颈部渐回缩至大椎，透热减轻，继灸20分钟
后施灸点皮肤苍白，遂停灸，完成一次治疗。治疗期间
诉整个头项后部舒适，不需保持前倾姿势。次日复诊，
见大椎穴皮肤有一2.0cm×3.0cm大小水泡，即给予消
毒处理。10日后复诊，灸疮未见红肿，疼痛明显减轻，
经查，风府穴探及腧穴热敏化，继按上述方法治疗，10
日后复诊，病情痊愈。半年后随访，未复发。

第十六节　疱疹后神经痛

一、概　　述

　　疱疹后神经痛是一种由于带状疱疹病毒导致后根神
经节的炎症、变性引起的，以皮肤疱疹愈合4～6周后
皮肤仍然存在持续性疼痛为主要表现的周围神经疾病。
　　中医称带状疱疹为"缠腰火丹"、"蛇串疮"、"蛇

丹"、"蜘蛛疱"、"串腰龙"等，多因情志不遂，气机不畅，肝气郁结，郁而化火，肝胆火热而发病。或因饮食不节，脾失健运、湿浊内停，郁而化热，湿热相搏而发病。或因气滞血瘀，兼感外邪而发病。

二、诊 断 要 点

1. 病前大多数患者有发热、全身倦怠等前驱症状。

2. 皮肤感觉呈现明显的激惹征，尤其是痛觉异常敏感。

3. 皮肤损害初起皮肤潮红，继而出现簇集性粟粒大小丘疹、丘疱疹，迅速变为水疱，皮损沿神经呈单侧分布，排列呈带状。

4. 神经过敏痛为本病主要的特征，疼痛的性质大多数为剧烈的自发性刀割样痛、闪电样痛或烧灼样痛，患者坐卧不安，夜不能寐。

5. 春、秋季易发病，痊愈后获终生免疫。

6. 早期在疱疹基底部刮屑涂片，采用 Giemsa 氏染色镜检，发现有含病毒包涵体的多核上皮巨细胞，即可确诊。

三、热敏化穴分布

以病灶局部、上肢下段及小腿为高发区，多出现在病灶局部或同节段背俞穴、至阳、手三里、阳陵泉等区域。

四、灸 疗 操 作

根据上述穴位出现热敏化的不同，按下述步骤分别依序进行回旋、雀啄、往返、温和灸四步法施灸操作：
先行回旋灸 2 分钟温热局部气血，继以雀啄灸 1 分钟加
强敏化，循经往返灸 2 分钟激发经气，再施以温和灸发
动感传、开通经络。

1. 病灶局部或同节段背俞穴单点温和灸，患者自
觉热感透向深部，向四周扩散并传至远部或自觉麻木、
疼痛感，灸至感传消失；

2. 至阳穴单点温和灸，患者自觉热感传至病灶附
近区域，灸至感传消失；

3. 手三里、阳陵泉穴单点温和灸，部分患者的感
传可直接到达病灶，如感传仍不能上至病灶者，再取一
支点燃的艾条放置感传所达部位的近心端点，进行温和
灸，依次接力使感传到达病灶，最后将两支艾条分别固
定于手三里-病灶局部或阳陵泉-病灶局部进行温和灸，
灸至感传消失为止。

五、感 传 活 动

1. **感传性质** 以温热感为主，亦可见酸胀、疼痛
（非施灸局部）、灼热（非施灸局部）、麻木等，少数患
者可出现凉感。

2. **感传形式和路径** 感传形式为扩散、深透、循
一定路线传导（有蚁行、流水等形式）等。如灸病灶局
部或同节段背俞穴热感可深透、扩散并传至远部，灸至
阳穴热感可沿一定路线传至病灶周围，灸手三里、阳陵
泉穴热感传至病灶（图 12-16-1～图 12-16-4）。

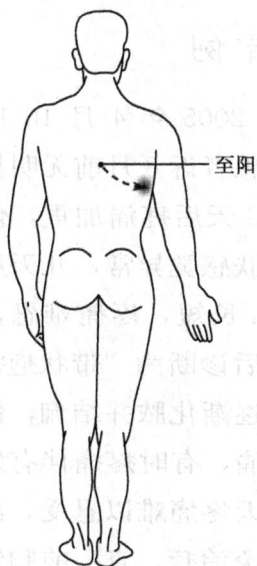

图 12-16-1　至阳

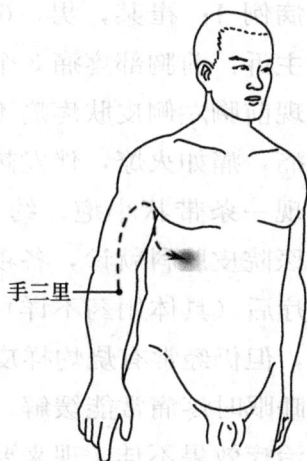

图 12-16-2　手三里

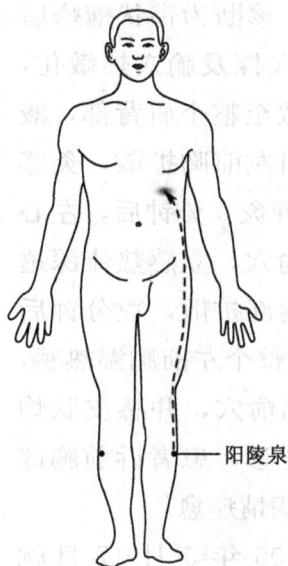

图 12-16-3　阳陵泉

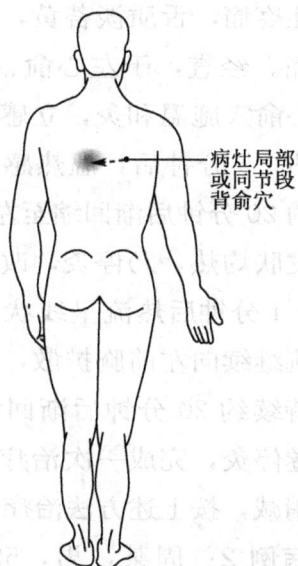

图 12-16-4　病灶局部或同节段背俞穴

六、典型病例

病例1：崔某，男，65岁，2005年4月10日就诊，主诉：前胸部疼痛8个月。患者诉8月前无明显诱因出现前胸左侧皮肤疼痛不适，3天后疼痛加重，烧灼样疼痛，痛如火燎，伴发热，皮肤感觉异常，几天后逐渐出现一条带状小疱，约7.0cm长短，疼痛难忍，至附近医院皮肤科就诊，各项检查后诊断为"带状疱疹"，经治疗后（具体用药不详）疱疹逐渐化脓并结痂，体温正常，但仍经常有烧灼样皮肤疼痛，有时疼痛伴有发紧感，睡眠时疼痛常能缓解，但白天疼痛难以忍受，经中西医治疗效果不佳，现来要求艾灸治疗。查：前胸约左侧第6肋间处有一长约6.0cm带状结痂后皮损，色暗红，接触性疼痛，舌质淡苔黄，脉滑数。诊断为带状疱疹后神经痛。经查，于左心俞、左膈俞穴探及腧穴热敏化，于左心俞穴施温和灸，立感热流扩散至整个肩背部，酸胀温热，5分钟后，温热感沿侧胸向左前胸扩散，灸感持续约20分钟后渐回缩至左心俞，继灸5分钟后，左心俞穴皮肤灼热，乃停灸，改灸左膈俞穴，立感热流深透入里，1分钟后热流呈线状向左侧胸部扩散，数分钟后感热流继续向左前胸扩散，5分钟后整个左前胸温热感，灸感持续约20分钟后渐回缩至左膈俞，并感皮肤灼热，遂停灸，完成一次治疗。次日复诊，患者诉前胸部疼痛稍减，按上述方法治疗20次，病情痊愈。

病例2：周某，男，59岁，2005年5月17日就诊，主诉：左肩背部疼痛3月余。诉约3月前无明显诱因出现左肩背部疼痛，初起疼痛轻微，未引起注意，几天后疼痛加重，感锐痛、烧灼样痛，疼痛难忍，不能接触，睡觉时只能俯卧，家人发现后背左侧有一长约10.0cm疱疹，色红，并见黄色脓性分泌物，遂到附近医院就诊，诊断为"带状疱疹"，经治疗后（具体用药不详）疱疹逐渐结痂脱落，但仍觉皮肤感觉异常，感觉不舒服、不愉快，轻微接触即引起疼痛。中、西医药物治疗仍不能缓解皮肤感觉异常，现来要求艾灸治疗。查：肩背部平第5肋间有一长约8.0cm带状皮损，色淡红，接触性疼痛，舌质淡苔薄白，脉弦。诊断为带状疱疹后神经痛。经查，于左心俞、左章门穴探及腧穴热敏化，立在左心俞穴施温和灸，热流徐徐入里，10分钟后扩散至整个左肩背部，15分钟后热流在左肩背部深处涌动，自觉疱疹处四周皮肤滚烫并伴有麻木感，灸感持续约30分钟后热流渐回缩至左心俞穴并感皮肤灼热，乃停灸，改灸左章门穴，数分钟后感热流入里，如蚁行状走向背部，并感背部酸胀温热，灸感持续约50分钟后热流渐回缩至左章门穴，并感皮肤灼热，遂停灸，完成一次治疗。灸后患者皮损处皮质潮红。次日复诊，患者诉肩背部疼痛有所减轻，按上述方法治疗25次，病情痊愈。

病例3：梅某，女，48岁，2005年10月21日就诊，主诉：左侧腰疼痛2月余。诉5月前无明显诱因出现左侧腰部轻微疼痛，皮肤感觉不舒服，5天后左侧腰部出现一带状红疹，红肿，烧灼样疼痛，痛如火燎，不能接触，口苦口干，速到附近医院检查，诊断为带状疱疹。经治疗（具体用药不详）疱疹逐渐经痂脱落，现仍然有烧灼样疼痛，疼痛程度稍减，睡眠时疼痛可缓解，皮损粉红，口苦咽干，口渴喜冷饮，心烦易怒，小便短赤，大便干结。查：从腋中线第 10 肋向前腹方向有一长约 6.5cm 带状不规则瘢痕，色红，接触性疼痛，舌红苔黄，脉弦滑。经查，于左膈俞穴外 0.5 寸、左阳陵泉两穴探及腧穴热敏化，立于左膈俞穴外 0.5 寸施热敏化穴温和灸，数分钟后出现扩热、透热现象，8 分钟后热流渐渗透至腰背部深处，热流于腰背部深处持续约 20 分钟后渐向左侧腰部扩散，立于带脉穴处施"接力"温和灸，热流渐扩散至整个皮损处周围大片皮肤，并自觉皮损处皮肤温热而不觉疼痛，灸感持续约 35 分钟后渐回缩至带脉穴处并感皮肤灼热，带脉穴停灸，继灸左膈俞穴外 0.5 寸，热流沿传导路线于 15 分钟后渐回缩至左膈俞穴外 0.5 寸，并感皮肤灼热，遂停灸，换灸左阳陵泉穴，顿感热流如线状入里，自觉小腿肌肉酸胀，10 分钟后热流沿胆经上传至大腿外侧近髋关节处，经施"接力"温和灸，热流上传于左侧腰部，灸感持续约 25 分钟后渐回缩至左阳陵泉处，自觉皮肤灼热，乃停灸，完成一次治疗。次日复诊，诉烧灼样疼痛减轻，继按上述方法治疗 15 次，病情痊愈。

第十七节　脑　梗　死

一、概　　述

脑梗死是由于脑供血障碍引起脑组织缺血、缺氧而发生坏死、软化，形成梗死灶的脑血管疾病。动脉粥样硬化性血栓性脑梗死与脑栓塞、脑腔隙性梗死等合称为脑梗死。

本病属中医"中风"、"偏枯"等病证。风、火、痰、瘀是其主要病因，导致"窍闭神匿，神不导气"，而发中风。

二、诊断要点

1. 动脉粥样硬化性血栓性脑梗死 ①常于安静状态下发病。②大多数发病时无明显头痛和呕吐。③发病较缓慢，多逐渐进展，或呈阶段性进行，多与脑动脉粥样硬化有关，也可见于动脉炎、血液病等。④一般发病后1～2天内意识清楚或轻度障碍。⑤有颈内动脉系统和或椎-基底动脉系统症状和体征。⑥头颅 CT 或 MRI 检查可明确诊断。

2. 脑栓塞 ①多为急骤发病。②多数无前驱症状。③一般意识清楚或有短暂性意识障碍。④有颈动脉系统和（或）椎-基底动脉系统症状和体征。⑤腰穿脑脊液一般不应含血，若有红细胞可考虑出血性脑梗死。⑥栓子的来源可为心源性或非心源性，也可同时伴有其他脏器、皮肤、黏膜等栓塞症状。

3. 腔隙性梗死 ①发病多由于高血压动脉硬化引起，呈急性或亚急性起病。②多无意识障碍。③头颅 CT 或 MRI 检查，可明确诊断。④临床表现不严重，较常见的为纯感觉性卒中、纯运动性轻偏瘫、共济失调性轻偏瘫，构音不全-手笨拙综合征或感觉动动性卒中等。⑤腰穿脑脊液无红细胞。

三、穴位热敏化分布

以头面部、上肢及小腿内侧为高发区，多出现在百会、曲池、阳陵泉等区域。

四、灸疗操作

根据上述穴位出现热敏化的不同，按下述步骤分别依序进行回旋、雀啄、往返、温和灸四步法施灸操作：先行回旋灸3分钟温热局部气血，继以雀啄灸2分钟加强敏化，循经往返灸2分钟激发经气，再施以温和灸发动感传、开通经络。

1. 百会穴单点温和灸，患者自觉热感深透至颅内并沿督脉传导，灸至感传消失；

2. 曲池穴单点温和灸，患者自觉热感透至深部并传至头部，部分患者的感传可直接到达头部，如感传仍不能上至头部者，再取一支点燃的艾条放置感传所达部位的近心端点，进行温和灸，依次接力使感传到达头部，最后将两支艾条分别固定于曲池和头部进行温和灸，灸至感传消失；

3. 阳陵泉穴单点温和灸，患者自觉热感透至深部并传至头部，部分患者的感传可直接到达头部，如感传仍不能上至头部者，再取一支点燃的艾条放置感传所达部位的近心端点，进行温和灸，依次接力使感传到达头部，最后将两支艾条分别固定于阳陵泉和头部进行温和灸，灸至感传消失。

五、感 传 活 动

1. 感传性质 以温热感为主，亦可见酸胀、灼热（非施灸局部）、麻木等，少数患者可出现凉感。

2. 感传形式和路径 感传形式为扩散、深透、循一定路线传导（有蚁行、流水等形式）等。如灸百会穴热感深透至颅内并沿督脉传导，灸曲池、阳陵泉穴热感深透并向头部传导（图 12-17-1～图 12-17-3）。

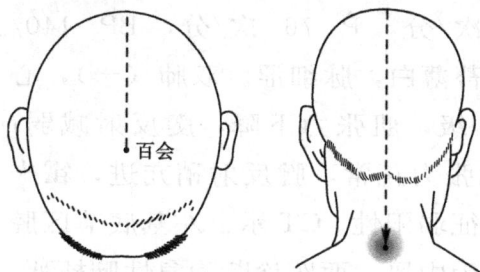

图 12-17-1 百会

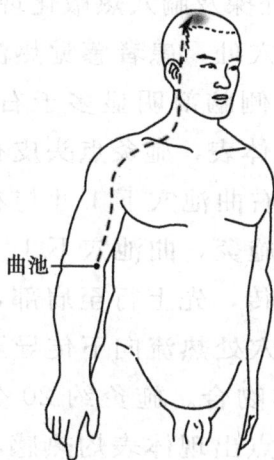

图 12-17-2 曲池

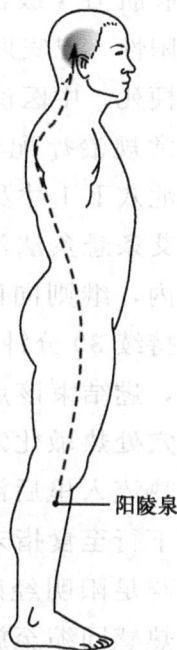

图 12-17-3 阳陵泉

六、典型病例

病例1：彭某，男性，65 岁，大学教授，于 2006 年 1 月 8 日就诊。主诉：右侧肢体活动不利 3 天。患者自述 2006 年 1 月 6 日晚饭时突感右侧肢体乏力、麻木。于当日赴附近医院就诊，诊断为脑梗死，于 2006 年 1 月 8 日来我科治疗。患者神清，右上肢瘫痪，不能活动，右下肢活动不利呈跛行，伴右口角麻木。查：T 36.2℃，R 19 次/分，P 76 次/分，BP 140/80mmHg，舌质淡，苔薄白，脉细涩。双肺（一），心（一），右上肢肌力 2 级，肌张力下降，腱反射减弱；右下肢肌力 4 级，肌张力正常，腱反射稍亢进，霍夫曼征阳性，巴宾斯基征弱阳性。CT 示：左基底节区腔隙性梗死。中医诊断为中风。西医诊断为急性脑梗死。西医常规治疗配合针灸治疗。经查，在患者百会穴、右曲池穴下 1 寸及右足三里穴处探及腧穴热敏化现象，即用艾条悬灸法治疗。灸百会穴处，患者感觉热流灌注颅内，继则向四周扩散，左侧脑部明显多于右侧，灸感持续 30 分钟后热流回缩至体表，施灸点头皮有灼热感，遂结束该点施灸。换灸右曲池穴下 1 寸与右足三里穴处热敏化穴，两穴同时施灸，曲池穴下 1 寸处出现热流入里后沿手阳明经感传，先上行至肩部，继返回下行至食指末端。足三里穴处热流向下传导至足背，与足阳明经感传路线基本吻合。施灸约 20 分钟后，热感回缩至施灸点，施灸点出现体表灼热感，乃停灸。完成一次治疗。第 2 天患者右上肢可抬高及胸，下肢行走正常。继续按前法施灸 10 次，每天 1 次。患者症状逐渐消失，10 天后肢体活动正常，右上、下肢肌力 5 级，肌张力正常，腱反射正常。

　　病例 2：闵某，男性，59 岁，退休。于 2006 年 3 月 3 日就诊。主诉：左侧肢体瘫痪，伴口角歪斜 2 天。患者自述 2006 年 3 月 1 日晚上 9 时突然摔倒，感左侧肢体乏力、麻木，当时神智清醒。头颅 CT 示：右颞叶脑梗死。于 2006 年 3 月 3 日来我科治疗。患者神志清楚，嗜睡，神疲乏力，精神萎靡，左侧肢体瘫痪，不能站立及行走。查：T 36.3℃，R 19 次/分，P 78 次/分，BP 130/70mmHg，舌质淡红，苔白，脉细涩。口角歪斜，双肺（一），心（一），左上、下肢肌力均为 0 级，肌张力下降。腱反射减弱，霍夫曼征阳性，巴宾斯基征弱阳性。中医诊断为中风。西医诊断为脑梗死。在西医常规治疗基础上给予针灸治疗。经探查，于百会穴、曲池穴（左）、足三里穴（左）及梁丘穴（左）存在腧穴热敏化现象。即令患者平卧，于百会穴处施灸，感热流直入颅内约 3 寸（同身寸），继则传向右侧颞部，而后折向前额及左颞部，患者立感整个头颅温暖舒适。灸感持续 30 分钟后热流回缩至百会穴皮肤表面，施灸点头皮出现灼热感，遂停灸此穴。换灸左上肢曲池穴处，热感沿手臂外侧成带状上传于巅顶处，20 分钟后灸感减弱消失。继灸梁丘穴与足三里穴，两穴同时施灸。2 分钟后患者诉梁丘穴处热感徐徐上传至腹，而且左上臂出现有温热感。同时，足三里穴处热感下传至涌泉穴处，感足底温暖舒适。灸感維持15分钟左右减弱消失，施灸点皮肤出现灼热感，乃停灸，即结束一次治疗。治疗后患者精神明显好转，左侧肢体肌力增强，左上肢即可平移，下肢可屈膝并可抬离床面。次日后继续按前法施灸，每天1次，第15次治疗后，患者上肢抬高及胸，下肢可持杖跛行，左上肢肌力3级，左下肢肌力4级，肌张力明显提高，腱反射增强。病情明显好转。

病例3：钟某，男性，68岁，医生，于2006年3月11日就诊。主诉：左侧肢体活动障碍，伴言语謇涩22天。患者自述2006年2月17日晚饭后突然摔倒，感左侧肢体活动障碍、麻木，言语不利，当时神智清楚。即到附近医院就诊，头颅CT示：右基底节区脑梗死。经过住院治疗（具体治疗方案不详），症状稍改善，现转我科治疗。患者神清，左侧肢体活动障碍、麻木，言语謇涩。查：舌质淡，苔白，脉细涩。双肺（一），心（一），左上肢肌力1级，肌张力稍增高，腱反射稍亢进；左下肢肌力2级，肌张力增高，腱反射亢进，霍夫曼氏征阳性，巴彬氏征阳性。中医诊断为中风。西医诊断为急性脑梗死。在西医常规治疗基础上给予针灸治疗。连续3天未探查到热敏化穴，于百会穴温和灸，每次半小时，每日1次。第4天经查，在患者风府穴、上星穴探及腧穴热敏化，即在上星穴处施热敏化穴温和灸，患者感觉热流灌注颅内，继则向右侧颅脑部扩散，灸感持续20分钟后热流回缩至上星穴，且头皮有灼热感，遂结束该点施灸。换灸风府穴，感热流直入颅内2寸（同身寸），继则传向右侧颞部，患者立感右侧头颅温暖舒适，灸感持续 10 分钟后热流回缩至风府穴，但仍有透热现象，继灸该穴 5 分钟，热流沿督脉呈片状下传于陶道穴附近，速在陶道穴施热敏化穴"接力"温和灸，热流入里后呈片状传至左腋下，20 分钟后感左前臂手三里穴附近片状温热感。该灸感持续 1 小时热流渐回缩至陶道穴，并感皮肤灼热，透热、传热现象，陶道穴遂停灸，热流继续沿传导路线回缩，10 分钟后回缩至风府穴，并感头皮灼热，乃停灸，完成一次治疗。治疗后左下肢能抬离床面。继续按前法施灸 30 次，每天 1 次。患者症状逐渐好转，1 月后言语清楚，左上肢能抬离床面，左下肢可持杖跛行，肌张力稍增高，腱反射亢进，病情明显好转。

第十八节 失 眠

一、概 述

失眠通常指入睡困难或维持睡眠障碍（易醒、早醒和再入睡困难），导致睡眠时间减少或质量下降不能满足个体生理需要，明显影响日间社会功能或生活质量。

本病属中医"不寐"范畴，亦称"不得眠"、"不得卧"、"少睡"、"无眠"、"目不暝"，因外感或内伤等，致使心、肝、胆、脾、胃、肾等脏腑功能失调，心神不安，以致经常不得入寐。

二、诊断要点

1. 轻者入寐困难或寐而易醒，醒后不寐，重者彻夜难眠。

2. 常伴有头痛、头昏、心悸、健忘、多梦等症状。

3. 实验室各项检查无异常。

三、穴位热敏化分布

以头面部、腰背部及小腿内侧为高发区，多出现在百会、至阳、心俞、脾俞、胆俞、三阴交等区域。

四、灸疗操作

根据上述穴位出现热敏化的不同，按下述步骤分别依序进行回旋、雀啄、往返、温和灸四步法施灸操作：先行回旋灸1分钟温热局部气血，继以雀啄灸1分钟加强敏化，循经往返灸1分钟激发经气，再施以温和灸发动感传、开通经络。

1. 百会穴单点温和灸，患者自觉热感透至颅内并扩散至整个头顶，灸至感传消失为止；

2. 至阳、心俞穴三角温和灸，患者自觉热感透至胸腔、沿督脉向上传至头部并扩散至整个背部，灸至感传消失；

3. 脾俞、胆俞穴同时双点温和灸，患者自觉热感透至深部且向上传传导，部分患者的感传可直接到达头部，如感传仍不能上至头部，再取一支点燃的艾条放置感传所达部位的近心端点，进行温和灸，依次接力使感传到达头部，最后将两支艾条分别固定于心俞、脾俞、胆俞和头部进行温和灸，灸至感传消失；

4. 三阴交穴单点温和灸，部分患者的感传可直接到达头部，如感传仍不能上至头部，再取一支点燃的艾条放置感传所达部位的近心端点，进行温和灸，依次接力使感传到达头部，最后将两支艾条分别固定于三阴交和头部进行温和灸，灸至感传消失。

五、感传活动

1. 感传性质　以温热感为主，亦可见酸胀、灼热（非施灸局部）、麻木等。

2. 感传形式和路径　感传形式为扩散、深透、循一定路线传导（有蚁行、流水等形式）等。如灸百会穴热感可深透颅内且扩散至整个头顶，灸至阳、心俞、脾俞、胆俞穴热感可深透且传至头部，灸三阴交穴热感有时可传至头部（图 12-18-1～图 12-18-4）。

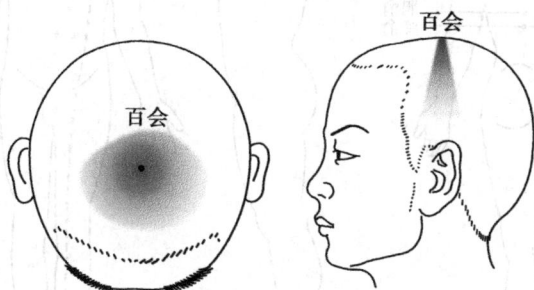

图 12-18-1　百会

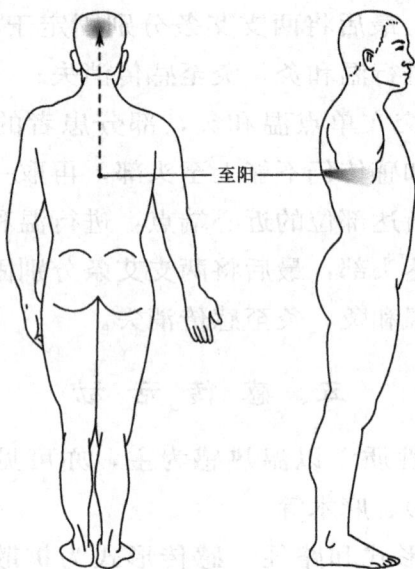

图 12-18-2　至阳

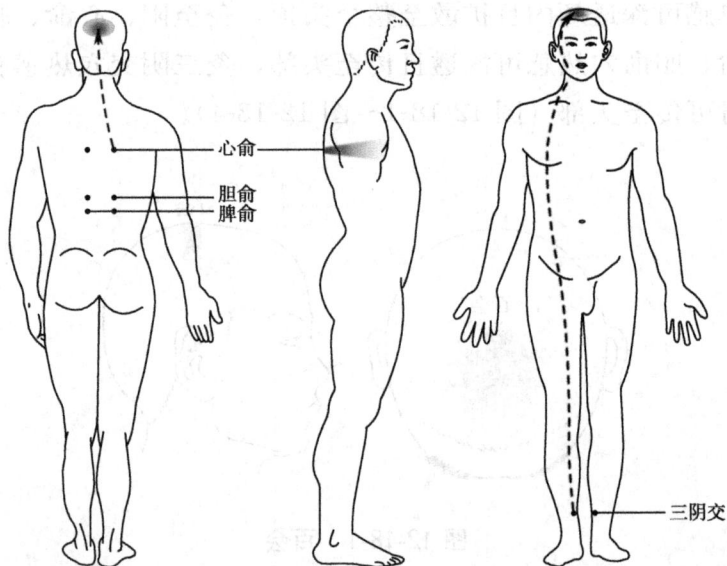

图 12-18-3　心俞、胆俞、脾俞　　　图 12-18-4　三阴交

六、典型病例

病例 1：符某，男，45 岁，于 2005 年 10 月 15 日就诊。主诉反复入睡困难，睡眠多梦 1 年，加重 3 天。患者诉近一年反复睡眠不好，入睡困难，有时整夜不能入睡，入睡后多梦，曾求治于中医、西医治疗（具体治疗方案不详），效果不佳。3 天前，因工作原因又入睡困难，虽有睡意，却整夜不得入眠，晨起神情萎靡，精神状态不佳，十分痛苦。查：舌质淡红，苔薄，脉弦。神经系统检查（一）。诊断：失眠。经查，百会、左三阴交穴可探及腧穴热敏化，当即在百会施热敏化穴温和灸，2 分钟后向四周扩散如手掌大小范围，透热灸感持续约 20 分钟后渐回缩并感施灸点皮肤灼热，遂停灸，完成一次治疗，治疗期间患者感整个身体精神放松，并感淡淡睡意。次日就诊，患者诉昨晚约睡 3 小时，精神较前几日为佳。经探查，于至阳穴、左三阴交穴探及腧穴热敏化，遂于至阳穴施热敏化穴温和灸，5 分钟后出现扩热感，灸感持续约 40 分钟后渐回缩并感施灸点皮肤灼热，遂停灸，换左三阴交施热敏化穴温和灸，4 分钟后出现远传现象，热流呈线状沿下肢内侧上行，10 分钟后传于左阴陵泉穴，并感左小腿酸胀，灸感持续约 25 分钟后左小腿酸胀感消失，继灸左阴陵泉穴，3 分钟后，左阴陵泉穴感皮肤灼热，乃停灸，5 分钟后热流继续沿传导路线渐回缩至左三阴交穴，并感皮肤灼热，遂停灸，完成一次治疗。第 3 日复诊患者诉睡眠较前日又有所好转约睡 4 小时，晨起精神状态佳。继按上述治疗方案治疗 20 次，嘱调情志，20 次后复诊，患者诉已能正常入睡。

病例 2：石某，女，42 岁，工人。于 2005 年 11 月 14 日就诊。主诉：睡眠多梦易醒半年。病史：患者半年前因工作压力过大，出现睡眠时忽寐忽醒，且多梦，甚则整夜不能入睡。近 3 个月来每晚睡前口服安定才能入睡 2～3 小时。晨起感四肢倦怠，并见心烦、口渴、头晕、食欲不振等症。今来我科求治，症见：精神疲惫不堪，查舌质淡红苔薄白，脉弱。诊断：失眠。经查，百会穴探及腧穴热敏化，于百会穴施温和灸，数分钟后，感头皮发热、头顶部沉重，10 分钟后，感热流向四周扩散，以左颞部最为明显，10 分钟后头部沉重感消失并感热流回缩至百会穴，继灸百会穴数分钟后感热流呈线状沿督脉下传风府附近，并感颈项部酸胀，立在风府穴施灸，感热流直入颅内 2 寸（同身寸），顿时头脑温热，自觉头脑清醒，精神好转，60 分钟后该灸感消失，热流由风府穴渐回缩至百会穴并感皮肤灼热，遂停灸，完成一次治疗。次日复诊，患者诉昨晚未服安眠药能安睡 5 小时。继续探查热敏化穴，至阳、脾俞穴可探及腧穴热敏化，在至阳、脾俞穴施三角温和灸，感热流徐徐入里，并后沿督脉成片状向上传导，经施"接力"式热敏化穴温和灸，该热流上传至风府穴，继在风府穴施灸，感热流徐徐入脑，并扩散至整个头颅，自觉头颅温热，有浅浅睡意，灸感持续约 30 分钟后，风府穴透热、扩热现象消失，并感皮肤灼热，风府穴乃停灸，该热流沿其传导路线继续回缩到至阳穴，15分钟后感至阳穴皮肤灼热，遂停灸，完成一次治疗。改灸左脾俞穴，数分钟后感热流扩散约8.0cm×6.0cm大小，热流于左脾俞穴处徐徐入内，感热流渗入上腹，整个上腹部有热流涌动，灸感持续约30分钟后透热、扩热感消失，回缩至左脾俞穴并感皮肤灼热，遂停灸，完成一次治疗。灸后口渴症状消失，精神完全放松，感淡淡睡意。按上述方法治疗6次后，患者诉每晚能熟睡6小时，头晕、心烦、口渴症状消失，饮食增进，精力充沛。继续治疗10次以巩固疗效，并嘱患者调情志，养成良好生活习惯。

病例3：康某，男，55岁，工人，于2005年12月20日就诊。主诉：睡眠多梦易醒3年余。患者诉3年前因劳累出现睡眠浅，多梦易醒，甚则彻夜不眠，并感脘腹胀闷，多于睡前口服安定才能入睡3～4小时。晨起感身体疲惫，五心烦热，食欲不振。今来我科求治，查：舌质淡苔白腻，脉弦。诊断：失眠。经查，探及双心俞穴有腧穴热敏化，即于上述两穴同时施热敏化穴温和灸，立感两股热流扩散并汇合成片，10分钟后右心俞穴扩热不显，并感皮肤灼热，右心俞穴乃停灸，而左心俞穴沿膀胱经成片状向上传导，经在左风池穴施"接力"式热敏化穴温和灸，该热流上传至颅脑百会之处，并感热流徐徐入脑，扩散至整个头颅，自觉头颅温热，有浅浅睡意，灸感持续约30分钟后热流沿其传导路线回缩至左风池穴，并感皮肤灼热，左风池穴乃停灸，该热流沿其传导路线继续回缩至左心俞穴，15分钟后感左心俞穴皮肤灼热，遂停灸，完成一次治疗。灸后感脘腹胀闷明显好转。次日复诊，患者诉昨晚未服安定入睡5小时，晨起精力充沛，继按上述方法治疗15次，并嘱患者调情志，养成良好生活习惯，15次治疗后，患者诉每晚能入睡5～6小时，无噩梦，白天精神佳，食欲明显好转。

第十九节　过敏性鼻炎

一、概　述

过敏性鼻炎是指鼻黏膜接触变应原后，由IgE介导的炎症反应及其引发的一系列鼻部症状。伴随过敏性鼻炎的其他疾病有哮喘、鼻窦炎、中耳炎、鼻息肉、下呼吸道感染等。

本病属于中医学"鼻鼽"范畴。认为本病的内因多与肺、脾、肾等脏腑功能失调及个人禀赋有关，外因多为风、寒、热、燥等邪气侵袭鼻窍。

二、诊断要点

1. 典型的过敏病史、症状如鼻痒、喷嚏、流涕、鼻塞等病程半年以上。

2. 体征，鼻腔镜检查示鼻黏膜苍白、水肿，有的可见鼻息肉的发生。

3. 实验室特异性检测手段：皮肤变应原点刺试验

和血清特异性抗体检测阳性。

4.鼻黏膜激发试验：非特异性激发和抗原特异性激发如出现喷嚏、流涕为激发试验阳性，可明确诊断。

三、穴位热敏化分布

以头面部、腹部及腰背部为高发区，多出现在大椎、肺俞、上印堂、神阙、肾俞等区域。

四、灸疗操作

根据上述穴位出现热敏化的不同，按下述步骤分别依序进行回旋、雀啄、往返、温和灸四步法施灸操作：先行回旋灸1分钟温热局部气血，继以雀啄灸1分钟加强敏化，循经往返灸1分钟激发经气，再施以温和灸发动感传、开通经络。

1.大椎、肺俞穴三角温和灸，患者自觉热感透至胸腔并扩散至整个背部且向上肢传导，灸至感传消失为止；

2.上印堂穴单点温和灸，患者自觉热感扩散至整个头面部，灸至感传消失；

3.神阙穴单点温和灸，患者自觉热感扩散至整个腹部，灸至感传消失；

4.肾俞穴双点温和灸，再施以温和灸开通经络，患者自觉热感扩散至整个腰背部，灸至感传消失。

五、感传活动

1. 感传性质：以温热感为主，亦可见酸胀、灼热（非施灸局部）、麻木等，少数患者可出现凉感。

2. 感传形式和路径：感传形式为扩散、深透、循一定路线传导等。如灸肺俞穴热感深透胸腔并向上肢传导，灸上印堂热感扩散至整个头面部，灸神阙穴热感扩散至整个腹部，灸肾俞穴热感扩散至整个腰背部（图12-19-1～图12-19-4）。

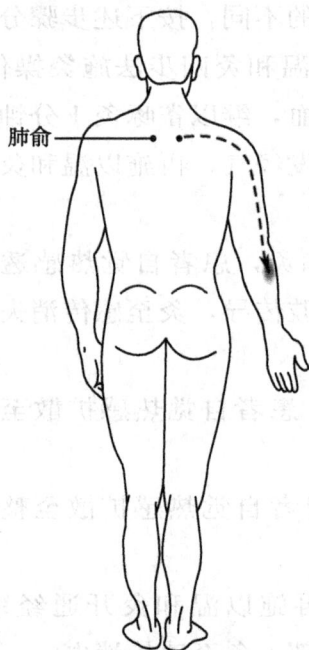

图 12-19-1　肺俞

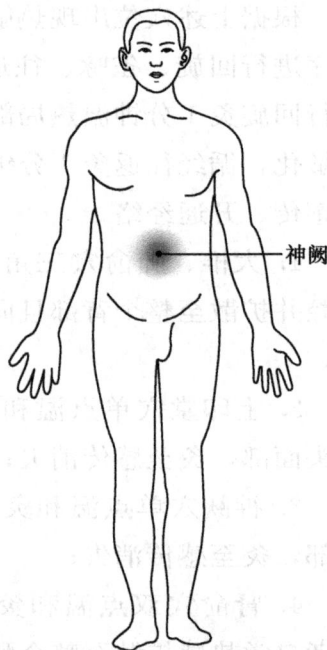

图 12-19-2　神阙

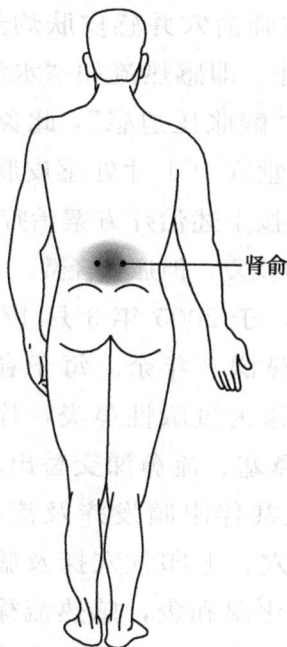

图 12-19-3　肾俞

肾俞

上印堂

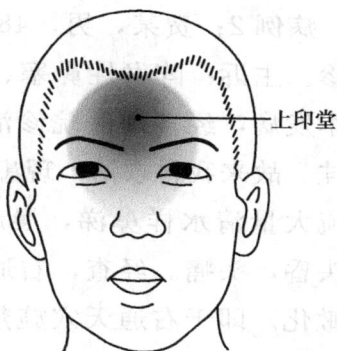

图 12-19-4　上印堂

六、典型病例

病例1：黄某，女，56岁，于2004年9月7日就诊。主诉：反复发作性鼻塞、打喷嚏，伴眼部干燥发痒5年，每于夏秋两季发病，诊为过敏性鼻炎，经多家医院诊治，疗效不佳。来我科求治，现患者鼻塞、流清涕、打喷嚏，晨起尤甚，眼睛干燥。经查，可探及右肺俞穴、右风池穴、上印堂穴上1寸处腧穴热敏化。当即于右肺俞穴、右风池穴两处同时施热敏化穴温和灸，2～3分钟后即温热感合成一片，持续5分钟后右风池穴热流继续向上传导，达百会穴热流徐徐注入颅内，此灸感持续约 40 分钟后渐回缩至右肺俞穴并感皮肤灼热，遂停灸。继灸上印堂穴上 1 寸处，即感热流如"水注"向颅脑深部灌注，并自觉前额"酸胀压迫感"，此灸持续约 15 分钟后鼻腔畅通，印堂穴上 1 寸处感皮肤灼热，遂停灸，完成一次治疗。继按上述治疗方案治疗 10 次，症状消失。1 年后随访，偶有反复，但症状轻微。

病例 2：贺某，男，48 岁，于 2005 年 3 月 17 日就诊。主诉：阵发性鼻塞、流鼻涕 3 年余。每于春秋两季发病，经多家医院诊治，诊为过敏性鼻炎，疗效不佳。故来我科求治，现患者鼻塞、流鼻涕交替出现，多流大量清水样鼻涕，晨起尤甚伴眼睛发痒及流泪，感头昏，头痛。经查，右通天穴、上印堂穴探及腧穴热敏化。即于右通天穴施热敏化温和灸，感热流徐徐入脑，并扩散至整个头颅，自觉头颅温热，灸感持续约 30 分钟后，右通天穴透热、扩热现象消失，并感皮肤灼热，右通天穴乃停灸，换灸上印堂穴，感热流渗入鼻腔，并自觉前额"酸胀压迫感"，双眼湿润，鼻腔流大量清涕，此灸感持续约 35 分钟后印堂穴感皮肤灼热，遂停灸，完成一次治疗。次日复诊，患者诉上述症状稍减轻，于双肺俞穴探及腧穴热敏化。即于两穴同时施热敏化温和灸，5 分钟后热流徐徐入里，8 分钟后热流汇合成片，感整个肩背部温热，此灸感持续约 25 分钟后渐回缩至双肺俞穴并感皮肤灼热，遂停灸。完成一次治疗。治疗结束后患者无鼻塞、流鼻涕等症。继按上述治疗方案治疗 15 次，症状全消。1 年后随访，未见复发。

病例3：肖某，男，61 岁，于 2005 年 4 月 6 日就诊。主诉：反复发作性流鼻涕、打喷嚏，伴眼部干燥 4 年余。4 年前无明显诱因出现阵发性流大量清水样涕，打喷嚏，并出现眼部干燥。自服抗过敏药（具体用药不详），症状稍可缓解，经多家医院诊治，诊为过敏性鼻炎。该症每年于春季发作，迁延 2 个月余，症状自行缓解，今春该症复出现且加重，每于早晚发作加重，并出现腰膝酸软，恶寒怕冷，夜尿多。现来我科求治。查：舌质淡苔白，脉细。经查大椎、肺俞穴、印堂上 0.5 寸探及腧穴热敏化，即于大椎、肺俞穴施三角温和灸，立感热流徐徐入里，4 分钟后患者自觉感到热感透至胸腔并扩散至整个背部感热并沿督脉成片状向上传导，热流徐徐入脑，并扩散至整个头颅，自觉头颅温热。该灸感持续约 15 分钟后热流沿其传导路线渐回缩至风门穴，45 分钟后感皮肤灼热，风门穴遂停灸。改灸印堂上 0.5 寸，立感透热、扩热现象，并出现颜面潮红，鼻腔酸胀，灸感持续约 30 分钟后，印堂上 0.5 寸透热、扩热现象消失，并感皮肤灼热，印堂上 0.5 寸乃停灸，完成一次治疗。灸后患者诉眼部湿润。次日复诊，于双肾俞穴探及腧穴热敏化。即于两穴同时施热敏化温和灸，3 分钟后热流徐徐入里，汇合成片，感整个腰背部温热，异常舒适，此灸感持续约 35 分钟后渐回缩至双肾俞穴并感皮肤灼热，遂停灸。完成一次治疗。灸后患者诉全身轻松感，无流鼻涕等症。继按上述治疗方案治疗 20 次，症状全消。1 年后随访，偶有复发，症状极轻。

第二十节 荨 麻 疹

一、概 述

荨麻疹是由于皮肤黏膜的毛细血管扩张，充血，大量液体渗出，造成皮肤局部水肿形成本病。其特征是全身泛发风团，皮疹来去迅速，消退不留痕迹，自觉痒甚。本病的皮疹表现与人接触植物荨麻所发生的皮损雷同，故称此皮肤病为荨麻疹。

本病属中医"瘾疹"、"风疹"范畴。本病多由禀性不耐，又食鱼虾等腥荤动风之物，或因饮食失节，胃肠实热；或因平素体虚卫表不固，复感风热，风寒之邪，郁于皮毛肌腠之间而发病；也可由情志不遂，肝郁不舒，气机壅滞不畅，郁而化火，灼伤阴血，致使阴血不足，复受风邪而诱发。

二、诊断要点

1. 突然发生大小不等的、鲜红色或瓷白色风团，数小时后又迅速消失，并不断成批发出。每日发生一批或几批，持续一周至一个月左右停止发生。

2. 慢性者反复发作，长达数周，数月甚至数年。

3. 黏膜也可受累：发生在胃肠道可有腹痛及腹泻，如生在喉头黏膜可有闷气、呼吸困难，甚至引起窒息。

4. 皮肤划痕试验，部分病人可呈阳性反应。

5. 血液常规检查常有嗜酸性粒细胞增高。若有严重金黄色葡萄球菌感染，可有白细胞总数增高或细胞计数正常而中性白细胞的百分比增高。

6. 常有进食某种蛋白质类食物史。如鱼、虾等海鲜；或有服用药物如痢特灵、阿司匹林等史；或对寒冷过敏；或体内有肠寄生虫、慢性病灶；或和日光、热、摩擦和压力等物理因素有关。

三、穴位热敏化分布

以背部、腹部及上肢及小腿内侧为高发区，多出现在肺俞、神阙、至阳、阴陵泉、曲池等区域。

四、灸疗操作

根据上述穴位出现热敏化的不同，按下述步骤分别依序进行回旋、雀啄、往返、温和灸四步法施灸操作：先行回旋灸 2 分钟温热局部气血，继以雀啄灸 2 分钟加强敏化，循经往返灸 2 分钟激发经气，再施以温和灸发动感传、开通经络。

1. 肺俞、至阳穴三角温和灸，患者自觉热感透至胸腔、沿督脉向上传并向上肢传至肘关节，灸至感传消失为止；

2. 神阙穴单点温和灸，患者自觉热感深透至腹腔内并扩散至整个腹部，灸至感传消失；

3. 阴陵泉穴单点温和灸，患者自觉热感沿大腿内侧向上传导，灸至感传消失；

4. 曲池穴单点温和灸，患者自觉热感沿上肢向上传导，灸至感传消失。

五、感传活动

1. 感传性质　以温热感为主，亦可见酸胀、灼热（非施灸局部）、麻木等，少数患者可出现凉感。

2. 感传形式和路径　感传形式为扩散、深透、循一定路线传导等。如灸肺俞穴热感透至胸腔并传至肘关节，灸神阙穴热感深透至腹腔内并扩散至整个腹部，灸至阳穴热感透至胸腔内并沿督脉向上传导，灸阴陵泉穴热感向上传导，灸曲池穴热感沿上肢向上传导（图 12-20-1～图 12-20-5）。

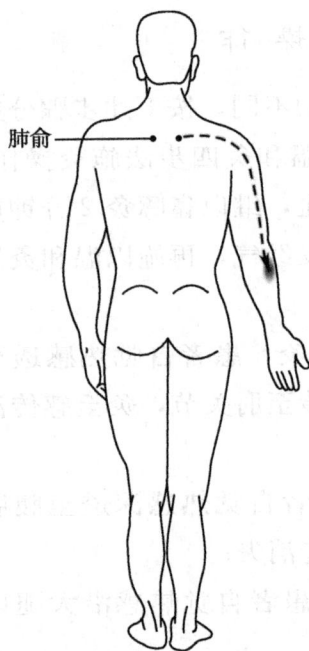

肺俞

图 12-20-1　肺俞

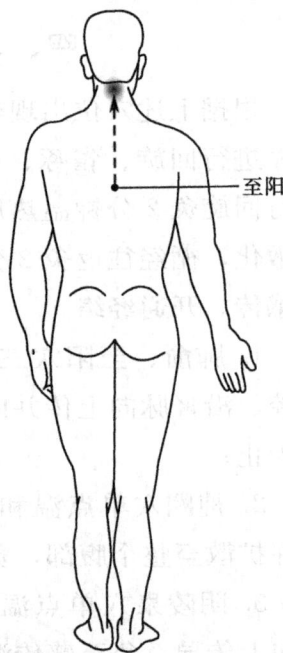

至阳

图 12-20-2　至阳

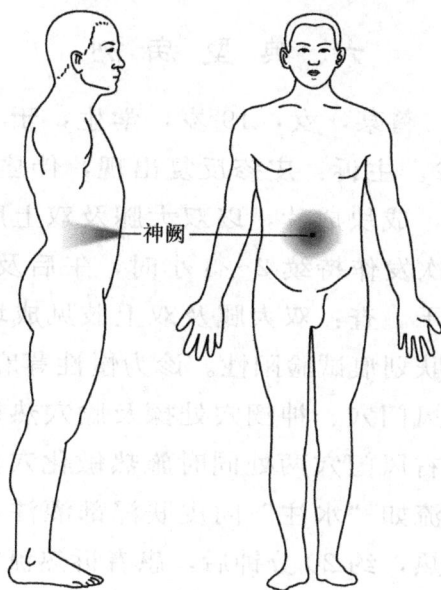

图 12-20-3　神阙

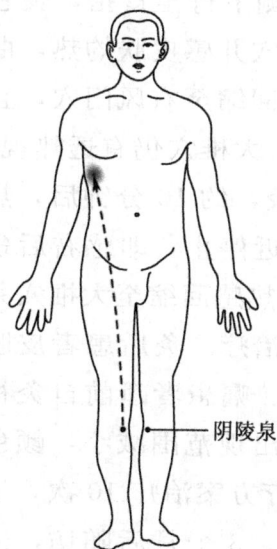

图 12-20-4　阴陵泉

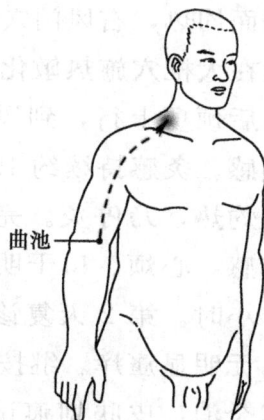

图 12-20-5　曲池

六、典型病例

病例1：詹某，女，19岁，学生，于2005年12月19日就诊。主诉：皮疹反复出现，伴瘙痒1年余。现皮疹色红，成块成片，以双大腿及双上肢为甚，反复发作，每次发作持续2～3小时，午后及傍晚加剧。伴心烦、口干。查：双大腿及双上肢见成块成片红色风疹团，皮肤划痕试验阳性。诊为慢性荨麻疹。经查，大椎穴、右风门穴、神阙穴处探及腧穴热敏化。当即于大椎穴、右风门穴两处同时施热敏化穴温和灸，数分钟后感热流如"水注"向皮肤深部灌注，整个右肩背部感到温热，约20分钟后，患者诉热流沿上臂外侧下行，到肘关节曲池穴附近停止，继在曲池穴行"接力"灸，感热流继续沿前臂外侧下行至食指，灸感持续约15分钟后热感回缩至曲池穴并感皮肤灼热，曲池穴乃停灸。约25分钟后，热流回缩至右风门穴，且皮肤表面灼热，右风门穴遂停灸。大椎穴仍有透热现象，继续在大椎穴施热敏化穴温和灸，约10分钟后，热流沿右后颈项上行，到风池穴附近停止，即感右后颈项温热感。灸感持续约15分钟后热感回缩至大椎穴并感皮肤灼热，乃停灸。完成一次治疗。灸后患者皮肤无瘙痒感，心烦、口干明显好转。嘱患者睡前自灸神阙穴半小时。第2天复诊，皮疹出现范围减小，颜色变淡，无明显瘙痒。继按上述治疗方案治疗10次，上述症状全消，皮肤划痕试验阴性。3个月后随访，未见复发。

病例2：高某，男，25岁，文员，于2006年1月9日就诊。主诉：皮肤瘙痒、皮疹反复出现半年余，经口服中西药（具体药物不详）疗效不佳。现皮肤瘙痒，皮疹反复发作，每次发作持续4～5小时，睡前加剧，影响睡眠，皮疹色鲜红，成团成块，以腰腹部及双上肢为甚，伴心烦、口干。查：腰腹部及双上肢见成团成块鲜红色风疹团，皮肤划痕试验阳性。诊为慢性荨麻疹。经查，双肺俞穴、左肾俞穴、神阙穴可探及腧穴热敏化。当即于双肺俞穴两处同时施热敏化穴温和灸，于数分钟后感热流如"水注"向皮肤深部灌注，并沿膀胱经向下呈线型传导，约半分钟后，下传于双心俞穴，并向四周弥散，约1分钟后整个肩背部感到温热，左侧心俞穴热流渐回缩至左肺俞穴，10分钟后左肺俞穴感皮肤灼热，左肺俞穴乃停灸，而右侧心俞穴热流继沿膀胱经下行，经施"接力"灸，半小时后热流一直传导至右侧肾俞穴，即在左肾俞穴施温和灸，感与右肾俞穴热流汇合成片，并沿左侧腰部传导至左腹，灸感持续约50分钟热量渐回缩至左肾俞穴，并感皮肤灼热，乃停灸，10分钟后热流继续沿右侧肾俞、右侧膀胱经一直回缩至右肺俞穴并感皮肤灼热遂停灸，换神阙穴温和灸，立感热流向下腹部扩散，感下腹部温暖舒适，灸感持续约20分钟热流渐回缩至神阙穴，并感皮肤灼热，乃停灸，完成一次治疗。次日复诊，患者皮肤瘙痒明显好转，皮疹颜色变淡。继按上述治疗方案治疗10次，上述症状全消，皮肤划痕试验阴性。嘱患者家属睡前给患者施双肺俞穴温和灸，每穴半小时，每日1次，连续10天，以巩固疗效。半年后随访，未见复发。

病例3：胡某，男，65岁，于2005年9月9日就诊。主诉：皮肤瘙痒、皮疹反复出现3年余，迁延日久，多方求医无明显疗效。现皮肤瘙痒稍见好转，皮疹仍反复发作，持续时间明显延长，每次发作持续数小时至数天不等，午后及夜间加剧，影响睡眠，皮疹色暗红，成团成块，以腰腹部及双下肢为甚，伴心烦、少寐，感手足心热。查：腰腹部及双下肢见成片成块暗红色风疹团，皮肤划痕试验阳性。诊为慢性荨麻疹。经查，右阴陵泉穴、至阳穴处可探及腧穴热敏化。当即于右阴陵泉穴施热敏化穴温和灸，于数分钟后感热流如"水注"向皮肤深部灌注，大致沿脾经向上呈线型传导，经施"接力"温和灸，约5分钟后，热流传至右下腹部并向四周弥散，约10分钟后整个腹部感到温热，热流涌动，异常舒适，续在神阙穴施"接力"温和灸，热流沿任脉呈线形传导入胸，立感心平气和，心烦、手足心热感顿减，灸感持续约1小时后沿腹部、脾经渐回缩至右阴陵泉穴处，并感皮肤灼热，乃停灸，换至阳穴行热敏化温和灸，数分钟后，热流入里并沿督脉向上传导，经施"接力"灸，上传于大椎穴附近，灸感持续约20分钟后沿督脉回传于至阳穴，并感皮肤灼热，乃停灸，完成一次治疗。次日复诊，诉睡眠佳，未见新发皮疹，皮肤瘙痒继续好转。继按上述治疗方案治疗20次，上述症状全消，皮肤划痕试验阴性。半年后随访，偶见复发，症状轻微。

第二十一节　颈　椎　病

一、概　　述

颈椎病是指因颈椎退行性变引起颈椎管或椎间孔变形、狭窄，刺激、压迫颈部脊髓、神经根、交感神经造成其结构或功能性损害所引起的一组以头颈肩背及上、下肢疼痛麻木为主要症状的疾病的总称。

中医对颈椎病的论述，散见于"痹证"、"痿证"、"头痛"、"眩晕"、"项强"、"项筋急"和"项肩痛"中。认为本病是因年老气血渐衰不能濡养筋骨，或颈项部创伤，导致经络阻塞，气血运行不畅而致。

二、诊　断　要　点

1. 颈型　颈部症状如枕颈部疼痛，颈部活动受限，颈部肌僵硬，头颈受限等和局部压痛点；X线提示生理曲度变化及不稳；除外颈部其他疾患。

2. 椎动脉型　常见症状为当头颈活动到某一位置时，突然发生眩晕及下肢麻木无力而摔到，意识往往清楚。椎动脉造影对诊断有帮助。

3. 交感神经型　主要表现为主观症状，如枕部疼痛、头沉、头晕或偏头痛、心慌、胸闷、肢凉或手足发热、四肢酸胀等。

4. 神经根型　其主要症状病变在颈 5 以上者可见颈肩痛或颈枕痛及枕部麻木等；在颈 5 以下者可见

颈僵，活动受限，有一侧或两侧颈、肩、臂放射痛，并伴有手指麻木、上肢发沉、无力、持物坠落等症状。

5. 脊髓型　其临床表现可见上肢或下肢、一侧或两侧的麻木、酸软无力，颈颤臂抖，甚者可表现为不同程度的全痉挛性瘫痪，如活动不便、步态笨拙、走路不稳，以至卧床不起，甚至呼吸困难，四肢僵硬等。

6. 其他型颈椎病　其他型如食道型颈椎病，颈椎椎体前鸟嘴样增生压迫食道引起吞咽困难等。此经食道钡剂造影可证实。

三、穴位热敏化分布

以颈项部、前臂及小腿外侧为高发区，多出现在颈夹脊、百会、大椎、至阳、手三里、阳陵泉等区域。

四、灸疗操作

根据上述穴位出现热敏化的不同，按下述步骤分别依序进行回旋、雀啄、往返、温和灸四步法施灸操作：先行回旋灸2分钟温热局部气血，继以雀啄灸1分钟加强敏化，循经往返灸2分钟激发经气，再施以温和灸发动感传、开通经络。

1. 颈夹脊穴单点温和灸，患者自觉热感透向项背部并向四周扩散或自觉项背部有紧压感，灸至感传消失为止；

2. 百会、大椎穴双点温和灸，患者自觉热感沿督脉传至项背部，灸至感传完全消失；

3. 至阳穴单点温和灸，患者自觉热感深透至胸腔，灸至感传完全消失；

4. 手三里、阳陵泉穴单点温和灸，部分患者的感传可直接到颈项部，如感传仍不能上至病灶者，再取一支点燃的艾条放置感传所达部位的近心端点，进行温和灸，依次接力使感传到达颈项部，最后将两支艾条分别固定于手三里-头项部或阳陵泉-头项部进行温和灸，灸至感传完全消失。

五、感传活动

1. 感传性质　以温热感为主，亦可见酸胀、疼痛（非施灸局部）、灼热（非施灸局部）、麻木等，少数患者可出现凉感。

2. 感传形式和路径　感传形式为扩散、深透、循一定路线传导（有蚁行、流水等形式）等。如灸颈夹脊穴热感可深透颈部并向四周扩散，灸百会穴热感传至项背部，灸至阳穴热感深透胸腔，灸手三里、阳陵泉穴热感有时传至头项部（图 12-21-1～图 12-21-5）。

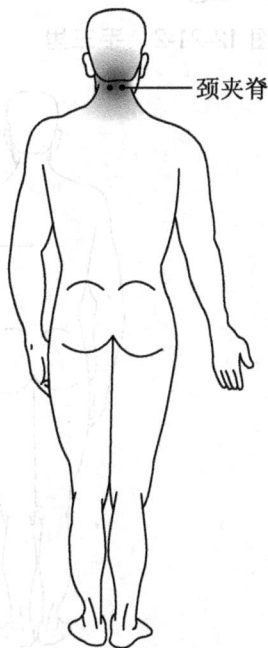

图 12-21-1　颈夹脊

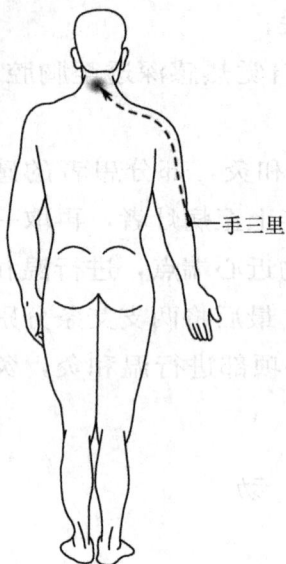

图 12-21-2　手三里

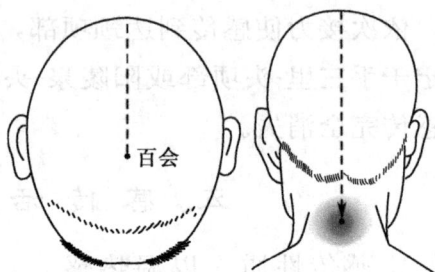

图 12-21-3　百会

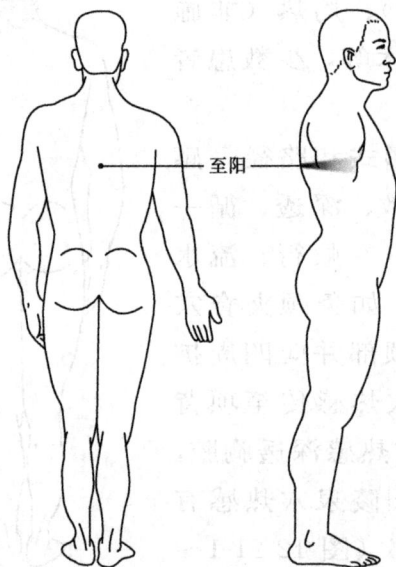

图 12-21-4　至阳

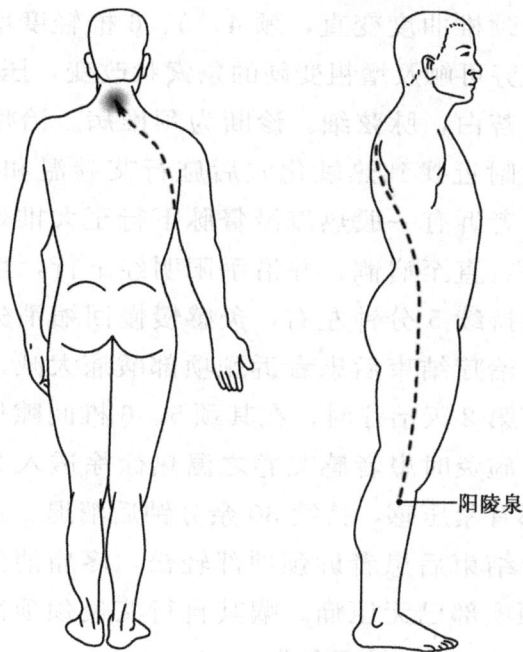

图 12-21-5 阳陵泉

六、典型病例

病例 1：周某，男，71 岁，退休职工，于 2004 年 9 月 24 日就诊。主诉：颈项部酸痛半年，加重 5 天。患者诉半年前无明显诱因下出现颈项部酸痛，赴当地医院就诊，经摄片检查，示颈椎增生，生理曲度变直，经针刺治疗后，症状缓解，但半年间时有复发，天气变化时疼痛症状随之反复。5 天前，因伏案劳累，致颈项部酸痛不适，活动时疼痛加剧。症见：颈项部肌肉稍有强硬，颈 4、5 椎旁压痛明显，颈部活动功能尚可，但活动时酸痛症状加重，上臂牵拉试验阳性，摄片检查示颈椎曲度变直，颈 4、5、6 椎轻度增生。颈部脊柱两旁可触及增粗变硬的条索状改变，压痛明显。舌淡红，苔白，脉弦细。诊断为颈椎病。治疗时在患者百会穴附近找到热敏化穴后施行艾卷温和灸法，2 分钟后患者诉有一股热流沿督脉下行至大椎处，再折向右肩井，直至肩髃，并沿手阳明经下行，直达右食指，期间持续 5 分钟左右，灸感慢慢回缩消失。遂停止灸疗。治疗结束后患者诉颈项部酸痛大减，病症豁然减轻。第 2 天治疗时，在其颈 5、6 椎间隙处找到热敏化穴，施灸时患者感艾卷之温热徐徐透入 2 寸许并自觉颈部有紧压感，持续 30 余分钟后消退。遂停止灸疗。治疗结束后患者诉颈项部轻松，疼痛消失，活动自如，颈项部已无压痛。嘱其自行艾灸颈项部，以巩固疗效。3 月后随访无复发。

病例 2：王某，女，48 岁，会计，于 2004 年 12 月 19 日就诊。主诉：颈项部疼痛伴右手麻木 3 年，加重 7 天。患者诉长期伏案工作，3 年前出现颈项部隐隐酸痛，休息后可缓解，故未引起重视，后逐渐出现颈项部疼痛麻木，有时右手臂甚至右手食指、中指麻木，劳累后加重，伴头痛、头晕、倦怠乏力、食欲不振。前来我科就诊。查颈项部肌肉，颈部脊柱两旁可触及增粗变硬的条索状改变，压痛（＋），颈 6、7 椎旁压痛尤为明显，颈部活动功能尚可，上臂牵拉试验阳性，CT 摄片检查示颈椎曲度变直，颈 6、7 椎轻度增生。舌质暗，脉细涩。诊断为颈椎病。经查，右天柱下 1 寸、右手三里存在腧穴热敏化，于上述两穴同时行温和灸，5分钟后感右天柱下1寸热流徐徐入里，并渐向右肩背部扩散，经于右肩髃穴施"接力"温和灸，10分钟后与右手三里处热流汇合一处，并渐呈线状沿右上臂外侧下行，直达右手指，感手指皮肤温热，似有蚁行，30分钟后热流渐回缩至右手三里穴并感皮肤灼热，乃停灸，5分钟后热流继续回缩至右肩髃穴并感皮肤灼热，乃停灸，而右天柱下一寸仍有透热现象，继灸20分钟后右天柱下1寸处皮肤苍白，遂停灸，完成一次治疗。治疗期间患者感疼痛麻木明显减轻。次日复诊，颈项部及右手臂疼痛麻木有所减轻，于右天柱下一寸处出现一1.5cm×3.0cm大小水泡，灸疮当即给予消毒处理，嘱患者注意灸疱处保持干燥卫生，观察病情变化。10日后复诊，患者灸疮结痂，诉颈项部及右手臂疼痛麻木明显减轻，再次按上法于大椎穴上1寸行热敏化穴瘢痕灸，治疗10日后复诊患者诉颈项部轻松，疼痛消失，活动自如，颈项部已无压痛，右手臂无疼痛麻木，活动自如。3个月后随访，未复发。

病例3：饶某，女，52岁，工人，于2005年2月10日就诊。主诉：颈项部疼痛伴头晕1年，加重4天。患者诉1年前无明显诱因出现颈项部酸痛，休息后可缓解，故未加重视，但后逐渐出现颈项部酸痛麻木，伴头晕、眼花，并出现恶心欲吐，休息后稍可缓解，4天前，上述各症出现并加重，且晕倒一次，前来我科就诊。查：颈项部肌肉，颈部脊柱两旁可触及增粗变硬的条索状改变，压痛（＋），颈2、3椎旁压痛尤为明显，颈部活动功能尚可，但活动即感头晕，臂丛牵拉试验阳性，颈椎轴压试验阳性。CT摄片检查示颈椎曲度变直，颈2、3椎体轻度增生。舌质红苔薄，脉弦涩。诊断为颈椎病。在患者左侧第3颈夹脊、左肩井穴找到热敏化穴，立于左侧第3颈夹脊施热敏化穴温和灸，数分钟后感热流徐徐入里，10分钟后热流沿督脉走向头顶，15分钟后热流向头颅深处扩散，顿感整个头颅滚热，患者头面部潮红，灸感持续约30分钟后，热流渐回缩至头顶，仍有透热，20分钟后热流沿督脉回缩至左侧第3颈夹脊并感皮肤灼热，乃停灸，换灸左肩井穴，立感皮肤透热，5分钟后热流扩散至整个左肩背部及左上臂部，热流所扩散之处温热舒适，灸感持续约30分钟后热流由左肩背部回缩至左肩井处，继灸10分钟后左上臂部热流也回缩至左肩井处，并感皮肤灼热，遂停灸，完成一次治疗。次日复诊，患者诉头晕、眼花症状有所减轻，无恶心欲吐感。继于左阳陵泉找到热敏化穴，于左阳陵泉穴处施热敏化穴温和灸，数分钟后感热流呈片状沿左大腿外侧上传于腹部，继在左天枢等穴施热敏化穴"接力"温和灸热流即呈片状沿左胸腹外侧上传于肩，继传于左颈外侧，感颈项部温热，灸感持续约40分钟后热流沿传导路线回缩至左阳陵泉穴，并感左阳陵泉穴皮肤灼热，遂停灸，完成一次治疗。继按上述方法治疗15次后患者诉颈项部轻松，疼痛消失，活动自如，颈项部已无压痛，头晕、眼花、恶心诸症消失。3个月后随访，未见复发。

第二十二节 腰椎间盘突出症

一、概 述

腰椎间盘突出症是由于腰椎间盘退变、外伤等，使纤维环部分破裂，髓核从纤维环的缺损处向外膨出，压迫脊髓、脊神经根等相邻组织，从而使腰部产生疼痛，一侧下肢或两侧下肢麻木、疼痛等一系列临床症状。

本病属中医学"腰腿痛"、"痹证"、"腰痛"等范畴。发生本病的原因有内因和外因两方面。内因是椎间盘本身退行性变或椎间盘有发育上的缺陷，外因则有损伤、劳损以及受寒着凉等。

二、诊断要点

1. 有腰部外伤、慢性劳损或感受寒湿史，大部分患者在发病前有慢性腰痛史；

2. 常发生于青壮年；

3. 腰痛向臀部及下肢放射，腹压增加（如咳嗽、喷嚏）时疼痛加重；

4. 脊柱侧弯，腰椎生理弧度消失，病变部位椎旁有压痛，并向下肢放射，腰活动受限；

5. 受累神经支配区有感觉过敏或迟钝，病程长者可出现肌肉萎缩。直腿抬高或加强试验阳性，膝腱、跟腱反射减弱，病变椎间隙可能变窄；

6. CT 检查可明确诊断。

三、穴位热敏化分布

以腰骶部及下肢为高发区，多出现在腰骶部区域热敏化穴、至阳、关元俞、委中、委阳、阳陵泉、昆仑等区域。

四、灸疗操作

根据上述穴位出现热敏化的不同，按下述步骤分别依序进行回旋、雀啄、往返、温和灸四步法施灸操作：先行回旋灸 2 分钟温热局部气血，继以雀啄灸 1 分钟加强敏化，循经往返灸 1 分钟激发经气，再施以温和灸发动感传、开通经络。

1. 腰骶部区域热敏化穴单点温和灸，患者自觉热感向深部深透及向四周扩散并沿一定路线传至下肢或自觉麻木感，灸至感传消失为止；

2. 至阳、关元俞（双）T 形温和灸，患者自觉热感深透至胸腔且热感沿督脉传至腰骶部，灸至感传消失；

3. 委中、委阳穴双点温和灸，患者自觉热感穿过皮肤透到深部且热感沿大腿后侧传至腰骶部，灸至感传消失；

4. 阳陵泉、昆仑穴双点温和灸，部分患者的感传可直接到达腰骶部，如感传仍不能上至腰骶部者，再取一支点燃的艾条放置感传所达部位的近心端点，进行温和灸，依次接力使感传到达腰骶部，最后将两支艾条分别固定于阳陵泉-腰骶部或昆仑-腰骶部进行温和灸，灸至感传消失为止。

五、感传活动

1. 感传性质　以温热感为主，亦可见酸胀、疼痛（非施灸局部）、灼热（非施灸局部）、麻木等，少数患者可出现凉感。

2. 感传形式和路径　感传形式为扩散、深透、循一定路线传导（有蚁行、流水等形式）等。如灸腰骶部区域热敏化穴热感可深透、扩散并传至下肢，灸至阳穴热感透至胸腔且沿督脉传向腰骶部，灸委中、委阳穴热感深透且沿大腿后侧传至腰骶部，灸阳陵泉、昆仑穴热感深透并传至腰骶部（图 12-22-1～图 12-22-5）。

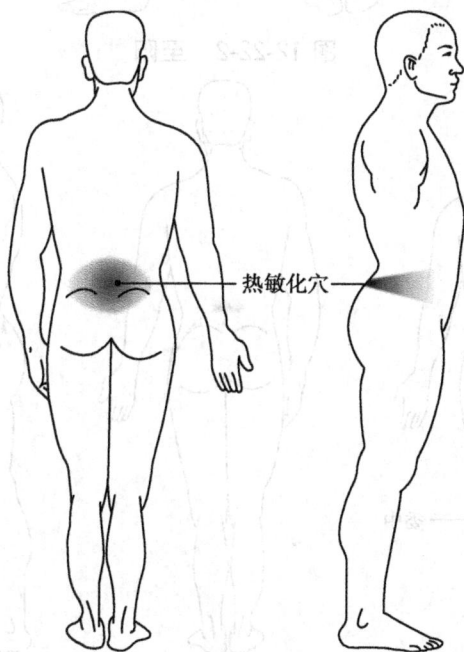

热敏化穴

图 12-22-1　热敏化穴

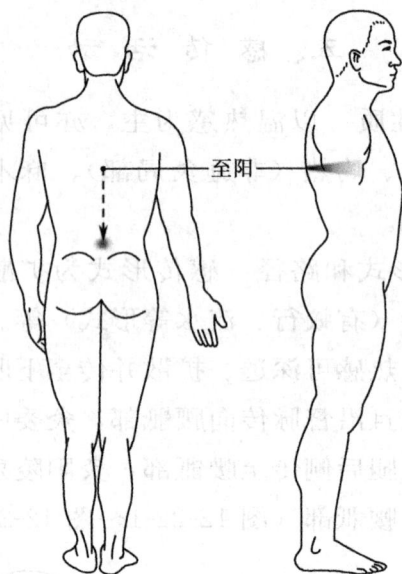

图 12-22-2　至阳

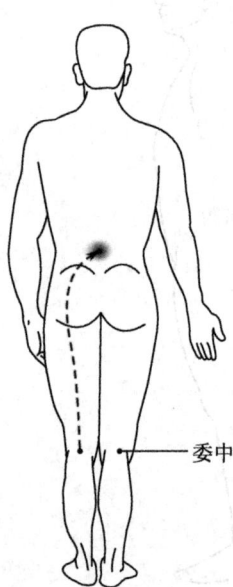

图 12-22-3　委中

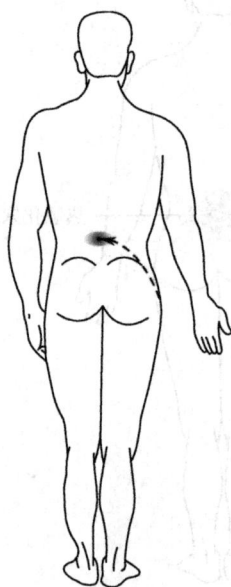

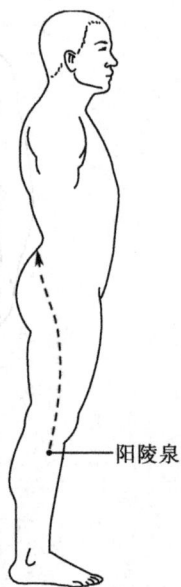

图 12-22-4　阳陵泉

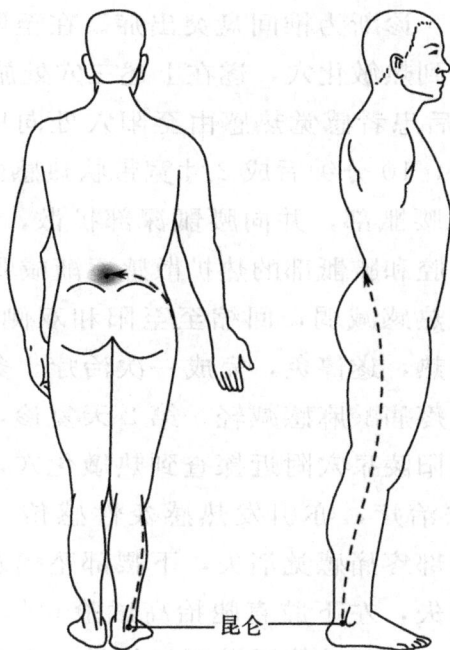

图 12-22-5　昆仑

六、典型病例

病例 1：郑某，男，50 岁，2004 年 9 月 20 日初诊。慢性腰腿痛 5 年，疼痛时发时止。近几个月来症状加剧，下腰部坠痛，臀部酸痛不适，以左侧为甚，行走时呈间歇性跛行。CT 检查，确诊为："$L_{4\sim5}$ 椎间盘中央型突出"。现症：腰腿隐痛麻木，直立困难，腰部前屈与后伸受限，下腰部及臀骶部压痛。体检：$L_{4\sim5}$ 椎间隙及旁开处有压痛，且压痛向双下肢放射，直腿抬高试验左侧 40°，右侧 60°，双下肢皮肤痛温觉降低，左侧明显。病理反射未引出，舌淡红，苔薄白，脉沉缓。诊断为椎间盘突出症。在至阳、双侧关元俞处探查到热敏化穴，遂在上述三穴处施 T 形温和灸，5 分钟后患者感觉热感由至阳穴处向里渗透，并深透至胸腔，10 分钟后成 2 寸宽带状热感由至阳沿督脉向下传导腰骶部，并向腰骶深部扩散，持续 20 分钟左右，胸腔和腰骶部的热扩散感逐渐减弱，50 分钟后督脉带状热感减弱，回缩至至阳和双侧关元俞处，并感皮肤灼热，遂停灸，完成一次治疗。灸后患者感症状好转，疼痛酸麻感减轻。第 2 天复诊，患者诉症状好转。在阳陵泉穴附近探查到热敏化穴，仍施行艾条悬灸方法治疗，亦引发热感灸性感传。治疗 1 周后，患者腰部疼痛感觉消失，下腰部坠痛及臀部酸痛症状基本消失，左下肢直腿抬高试验 60°，右侧 70°，能直立行走，腰部功能活动明显好转。遂嘱患者自行温和灸腰部。3 周后随访，症状基本消失。

病例 2：盛某，男，41 岁，于 2004 年 9 月 11 日就诊，主诉右腰痛伴双下肢放射痛 3 个月，加重 1 周。患者 3 个月前劳累后感右腰部酸胀疼痛，伴双下肢外侧放射痛，以右下肢为甚，并感右足背麻木。近 1 周疼痛明显加重，步行半分钟即出现跛行，休息时也感右小腿胀痛、麻木难忍，影响睡眠。经牵引、按摩，药物（具体药名不详）治疗疗效不佳。查体：舌质红，苔白，脉细数。双腰部肌肉紧张僵硬，广泛轻压痛，$L_3 \sim L_5$ 棘突双侧压痛（＋＋）。双环跳、双阳陵泉穴均有压痛（＋＋），右小腿肌肉松弛，双直腿抬高试验（＋＋＋），双足背屈试验（＋＋）。左下肢腱反射正常，右下肢腱反射减弱。入院腰椎间盘（L₃～S₁）CT平扫：L_3～L_4椎间盘、L_4～L_5椎间盘向后突出，L_3～L_4椎间盘向后突出 4mm，L_4～L_5椎间盘向后突出 6mm，硬膜囊受压。诊断：中医：痹证。西医：腰椎间盘突出症。经查，关元俞、双侧阳陵泉穴处可探及腧穴热敏化穴。当即于关元俞、双侧阳陵泉穴同时施热敏化穴温和灸，于数分钟后感右足背局部感到温热，灸感持续约 20 分钟后，仅于关元俞穴有明显耐热现象。续灸关元俞穴 5 分钟后，感热流下传至左大腿，约 10 分钟后自述双膝关节上至灸点均有温热感，异常舒适。此灸感持续长达 3 小时后热流渐回缩至关元俞并感皮肤灼热，无透热现象，乃停灸。完成一次治疗。灸后腰部疼痛明显减轻，双下肢外侧无放射痛。继按上述治疗方案治疗 15 次，嘱卧硬板床休息。15 次治疗后，患者诉腰部已无任何不适，下肢活动自如。病情痊愈。半年后随访，未见复发。

病例 3：魏某，女，58 岁，于 2004 年 11 月 25 日来诊，主诉左腰痛伴左下肢放射痛半年，加重 3 天。患者半年前外伤后感左腰部酸胀疼痛，无法转侧俯仰，痛处惧按，且伴左下肢外侧放射痛，直达外踝部。近 3 天疼痛明显加重，并感左小腿外侧麻木，休息时也感左臀部剧痛难忍，影响休息。查体：舌质暗红，苔白，脉涩。左腰部肌肉紧张僵硬，广泛压痛。L_4～L_5 棘突左侧压痛（＋＋）。左环跳、阳陵泉穴、丘墟穴均有压痛（＋＋）。左直腿抬高试验（＋＋＋），足背屈试验（＋＋）。入院腰椎间盘（$L_3 \sim S_1$）CT 平扫：$L_3 \sim L_4$ 椎间盘膨出，$L_4 \sim L_5$ 椎间盘向左后突出，$L_4 \sim L_5$ 椎间盘向左后突出 7mm。诊断：中医：偏瘫。西医：腰椎间盘突出症。经查，双次髎穴、左阳陵泉穴下方约 1cm 处探及腧穴热敏化穴。当即于双次髎穴同时施热敏化穴温和灸，于数分钟后热流向皮肤深部灌注，整个左侧腰背部感到温热，约 15 分钟后，热流下传至左腘窝，灸感持续约 20 分钟后热感渐回缩至左次髎并感皮肤灼热，无透热现象，故停灸。继于左阳陵泉穴下方约 1cm 处施灸，数秒钟后感热流深入皮肤深部并迅速沿小腿外侧下传于外踝、足背，灸至 20 分钟后患者诉小腿部热感消失，回缩至阳陵泉穴下方约 1cm 处，足背仍感温热，故继在该处施热敏化穴温和灸，10 分钟后，热流沿右大腿外侧上传至左承扶穴处，继换灸于左承扶穴，2 分钟后感深部热流向右大腿后侧下传，并迅速沿右小腿后侧下传于足跟、足心。顿感整左下肢温热。灸感持续约 30 分钟后热感渐回缩至左承扶穴并感皮肤灼热，无透热现象，故停灸。完成一次治疗。灸后感左腰部疼痛明显减轻，左臀部剧痛消失，左下肢外侧无放射痛。继按上述治疗方案治疗 10 次，嘱卧硬板床休息。10 次治疗后，患者诉腰部已无任何不适，下肢活动自如。病情痊愈。半年后随访，未见复发。

病例 4：时某，男，35 岁，于 2005 年 10 月 27 日初诊，主诉左腰痛 1 年余，伴左下肢放射痛 1 个月。患者 1 年前外感风寒，劳累后感左腰部酸胀疼痛，休息后疼痛可缓解，该症反复发作。1周前因劳累负重左腰部酸胀疼痛明显加重，且伴左下肢后侧放射痛，步行10秒钟即出现跛行，致无法行走，休息时也感腰部酸胀疼痛，影响睡眠。经牵引、按摩治疗无效。查体：舌质淡，苔白腻，脉沉。左腰部肌肉紧张僵硬，$L_3 \sim L_5$棘突下压痛（＋）。左环跳、承扶、委中穴压痛（＋）。左直腿抬高试验（＋＋＋）。腰椎间盘（$L_3 \sim S_1$）CT平扫：$L_3 \sim L_4$椎间盘膨出，$L_4 \sim L_5$椎间盘向左后突出，$L_4 \sim L_5$椎间盘向左后突出5mm。诊断：中医：偏痹。西医：腰椎间盘突出症。经探查，双侧关元俞出现腧穴热敏化。即于关元俞施双点温和灸，于数分钟后感热流向皮肤深部灌注，整个左侧腰背部感到温热，约15分钟后，热流下传至委中穴附近，故速在委中穴施灸，即感热流深入皮肤深部，数秒钟后深部热流迅速沿小腿后侧下传于外踝、足心，患者自诉感足心热感明显大于施灸处，灸至60分钟后患者诉小腿部热感消失，回缩至委中穴，足心仍感温热，故继在上述三处施热敏化穴温和灸，2小时后，热流回缩至双侧关元俞处，且仍位于皮肤深部，继灸该处10分钟后感皮肤灼热疼痛，无透热，乃停灸。完成一次治疗。灸后腰部及左下肢疼痛明显减轻，当日睡眠不受影响。继按上述治疗方案治疗10次，嘱卧硬板床休息。治疗10次后，患者诉腰部已无明显不适，左下肢活动自如。病情痊愈。半年后随访，未见复发。

第二十三节　肩　周　炎

一、概　　述

肩周炎是肩周围肌肉、肌腱、滑囊及关节囊的慢性损伤性炎症。主要表现为上述结构的增生、粗糙及关节内、外粘连。临床特点为活动时疼痛，功能受限。

本病属中医"痹证"范畴，又称"漏肩风"、"冻结肩"、"肩凝症"等，因其好发于50岁左右，故又称为"五十肩"。本病多因气血不足，营卫不固，风、寒、湿邪侵袭肩部经络，致使筋脉收引，气血运行不畅而成；或因外伤劳损，经脉滞涩所致。

二、诊断要点

1. 大部分有外伤、劳损及受凉史；

2. 肩部疼痛，夜间尤重，不敢患侧卧床，疼痛多向周围放射；

3. 肩关节外展、上举、后伸受限明显，以致出现梳头、洗脸、穿脱衣服不便；

4. 肩部肌肉废用性萎缩，尤以三角肌萎缩明显；

5. 肩前、后、外侧可有压痛，

6. X线检查一般无异常，少数患者可见肱骨大结节骨质硬化及大小结节萎缩，或局部骨质疏松，冈上肌、肩周肌腱、韧带或滑囊有钙化点。

三、穴位热敏化分布

以颈肩部及上肢上段为高发区，多出现在局部阿是穴、颈夹脊、风门、手三里等区域。

四、灸疗操作

根据上述穴位出现热敏化的不同，按下述步骤分别依序进行回旋、雀啄、往返、温和灸四步法施灸操作：先行回旋灸2分钟温热局部气血，继以雀啄灸2分钟加强敏化，循经往返灸2分钟激发经气，再施以温和灸发动感传、开通经络。

1. 局部阿是穴单点温和灸，患者自觉热感透向深部并向四周扩散或自觉肩关节周围酸胀感，灸至感传消失为止；

2. 颈夹脊穴单点温和灸，患者自觉热感深透向深部且向四周扩散，灸至感传消失；

3. 风门穴单点温和灸，患者自觉热感沿腋下及上臂后内侧传至肘关节，灸至感传消失；

4. 手三里穴单点温和灸，患者自觉热感沿上臂传至肩关节，灸至感传消失。

五、感传活动

1. 感传性质　以温热感为主，亦可见酸胀、疼痛（非施灸局部）、灼热（非施灸局部）、麻木等，少数患者可出现凉感。

2. 感传形式和路径　感传形式为扩散、深透、循一定路线传导（有蚁行、流水等形式）等。如灸局部阿是穴、颈夹脊穴热感深透并向周围扩散，灸风门穴热感沿上臂内后侧传至肘关节，灸手三里穴热感传至肩关节。（图 12-23-1～图 12-23-4）

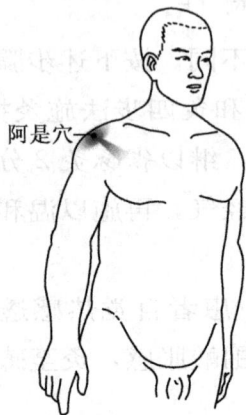

图 12-23-1 阿是穴

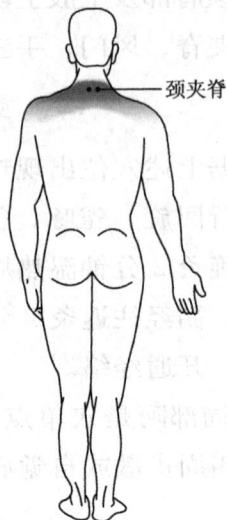

图 12-23-2 颈夹脊

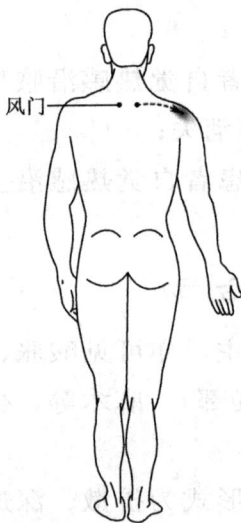

图 12-23-3 风门

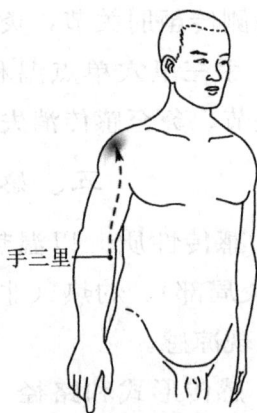

图 12-23-4 手三里

六、典型病例

病例1：赵某，女，56岁，工人，于2004年10月20日就诊。主诉：右肩关节疼痛，活动受限半年，加重7天。现右肩关节酸胀疼痛，牵拉右臂外侧，活动受限，受寒和夜间加重。舌淡苔薄白，脉弦。体检：右肩关节局部广泛压痛（＋＋），右上肢上举、外展、后伸动作明显受限。诊断为肩周炎。经查，右风门穴、右肩前穴探及腧穴热敏化。当即于两处同时施热敏化穴温和灸，数分钟后右风门穴感热流如"水注"向皮肤深部灌注，整个右肩背部感到温热，右肩前穴出现酸痛及透热感，约30分钟后，患者诉热流沿上臂外侧下行，到肘关节右曲池穴附近停止。约50分钟后，患者诉热感回缩至右肩前穴，但右肩前穴仍耐热。继于右风门穴、右肩前穴两处同时施热敏化穴温和灸，约20分钟后，热流再次沿上臂外侧、前臂桡侧下行，到右合谷穴附近停止，即感右上肢温热感，右肩关节疼痛明显减轻。灸感持续约5分钟后热感回缩至右肩前穴并感皮肤灼热，右肩前穴停灸，继灸右风门穴10分钟后，热流回缩至右风门穴并感皮肤灼热，遂停灸，灸后患者右肩关节轻微疼痛，右上肢上举、外展、后伸动作均明显好转。继按上述治疗方案治疗10次，嘱加强肩关节活动。10次治疗结束后患者诉右肩关节疼痛消失，活动自如，右肩关节已无压痛。嘱其自行艾灸右肩关节局部痛点，以巩固疗效。3月后随访无复发。

病例2：邵某，男，46岁，工人，于2005年11月

13 日就诊。主诉：左肩关节疼痛，活动受限 2 年，加重 1 个月。现左肩关节持续性疼痛，牵拉左臂外侧，疼痛向肘部放射，左肩关节活动明显受限，无法穿衣。受寒和夜间疼痛加重，夜不能寐。经针刺、按摩治疗疗效不显。体检：左侧肩关节局部广泛压痛（＋），左肩部肌肉萎缩。左上肢上举、外展、后伸、内旋动作明显受限。经诊断为肩周炎。经查，仅可探及左侧肩髃穴、肩前穴处腧穴热敏化。当即于两处同时施热敏化穴温和灸，约 10 分钟后，感皮肤灼热，遂停灸。次日左肩髃穴可探及腧穴热敏化，于该处施热敏化穴隔姜灸，灸 5 壮，持续时间长达半小时后透热现象不显，且局部皮肤灼痛、灸处中心点皮肤苍白，乃停灸。嘱加强肩关节活动。第 2 天复诊，左肩关节活动度增加，疼痛减轻，睡眠佳。于左肩髃穴上一寸处出现一 2cm×3cm 大小水泡，灸疮当即给予消毒处理，嘱患者加强肩关节活动，10 日后复诊，患者灸疮结痂，左肩关节活动度继续增大，左肩部肌肉萎缩好转。续按上法于左肩前穴施热敏化穴隔姜灸，形成灸疮。10 日后复诊患者诉左肩关节已无疼痛，活动自如，左肩关节亦未查及压痛。3 个月后随访，未复发。

病例 3：单某，女，56 岁，干部，于 2005 年 12 月 11 日就诊。主诉：右肩关节疼痛，活动受限 1 年，加重半个月。现右肩关节酸胀疼痛，牵拉右臂外侧，疼痛向肘部放射，手不能上举，无法穿衣、梳头。受寒和夜间加重。经按摩治疗效果不佳。查右肩关节局部广泛压痛（＋），右上肢上举、外展、后伸、内旋动作明显受限。诊断为肩周炎。经查，右侧肩井下 0.5 寸、手三里穴两处可探及腧穴热敏化，即于两处同时施热敏化穴温和灸，约 5 分钟后，肩井下 0.5 寸感热流如"水注"向皮肤深部灌注，整个右侧肩胛上部感到温热，约 10 分钟后，患者诉热流沿上臂外侧下行，于手三里穴处热流汇合成片继续沿前臂外侧传导，直达食指指尖，感手指皮肤温热，似有蚁行，并感右肩关节酸胀，该灸感持续约 40 分钟后热流渐回缩至手三里穴并感皮肤灼热，手三里穴乃停灸，约 5 分钟后，热流继续回缩至肩井下 0.5 寸并感皮肤灼热，乃停灸，完成一次治疗。次日复诊，患者右肩关节酸胀疼痛，右上肢上举、外展、后伸、内旋动作均见好转。继按上述治疗方案治疗 15 次，嘱加强右肩关节活动。15 次治疗结束后患者诉右肩关节疼痛消失，活动自如，右肩关节无明显压痛。嘱加强右肩关节活动，以巩固疗效。半年后随访无复发。

第二十四节　膝关节骨性关节炎

一、概　述

膝关节骨性关节炎是指关节软骨出现原发性或继发性退行性改变，并伴软骨下骨质增生，从而使关节逐渐被破坏以及产生畸形，影响膝关节功能的一种退行性疾病。

膝关节骨性关节炎属于中医学"痹证"、"骨痹"、"膝痹"等范畴，中医认为本病因慢性劳损、受寒、轻微外伤或年老体弱、肝肾亏损、气血不足而致。

二、诊断要点

1. 近期大多数时间内有膝痛；
2. X 线片示关节边缘有骨赘；
3. 关节液检查符合骨关节炎；
4. 年龄≥40 岁；
5. 晨僵 <30 分钟；
6. 关节活动时有骨响声。

满足 1、2 或者 1、3、5、6 或者 1、4、5、6 可诊断膝关节骨性关节炎。

三、穴位热敏化分布

以膝关节周围及腰部为高发区，多出现在局部压痛点、患侧膝关节周围穴位、肾俞等区域。

四、灸疗操作

根据上述穴位出现热敏化的不同，按下述步骤分别依序进行回旋、雀啄、往返、温和灸四步法施灸操作：先行回旋灸 1 分钟温热局部气血，继以雀啄灸 1 分钟加强敏化，循经往返灸 2 分钟激发经气，再施以温和灸发动感传、开通经络。

1. 局部压痛点单点温和灸，患者自觉热感透至膝关节内并扩散至整个膝关节，灸至感传消失；
2. 患侧膝关节周围穴单点温和灸，患者自觉热感透至膝关节内并扩散至整个膝关节，灸至感传消失；
3. 肾俞穴双点温和灸，患者自觉热感向四周扩散

且传向下肢，部分患者的感传可直接到达膝关节，如感
传仍不能至膝关节，再取一支点燃的艾条放置感传所达
部位的远心端点，进行温和灸，依次接力使感传到达膝
关节，最后将两支艾条分别固定于肾俞和膝关节进行温
和灸，灸至感传消失。

五、感传活动

1. 感传性质　以温热感为主，亦可见酸胀、疼痛
（非施灸局部）、灼热（非施灸局部）、麻木等，少数患
者可出现凉感。

2. 感传形式和路径　感传形式为扩散、深透、循
一定路线传导（有蚁行、流水等形式）等。如灸局部阿
是穴、患侧膝关节周围穴位热
感可深透膝关节并向四周扩散，
灸肾俞穴热感向四周扩散并传
至膝关节。（图 12-24-1、图 12-
24-2）

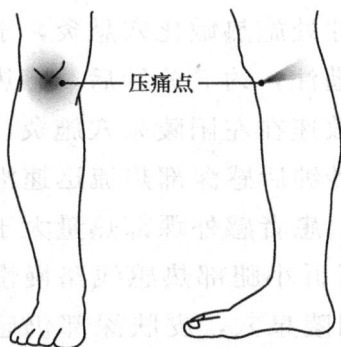

压痛点

肾俞

图 12-24-1　压痛点　　　图 12-24-2　肾俞

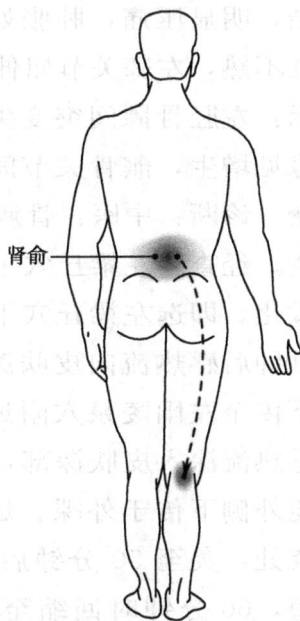

六、典型病例

病例1： 周某，女，53岁，工人，于2005年10月27日就诊，主诉左膝关节反复肿痛1年余。患者1年前外感风寒后感左膝关节酸痛、轻微肿胀，晨起时疼痛较重，轻度活动后疼痛缓解。未引起重视，左膝关节反复出现肿胀疼痛，受寒、劳累后加重，热敷疼痛可减轻，休息按摩后可缓解。1周前因劳累负重左膝关节肿胀、疼痛明显加重，且见持续肿胀，休息时也感疼痛，影响睡眠，上下楼梯须扶手支持，无法下蹲，稍做运动左腿发软，自行按摩治疗无效。故来我院求治，查体：左膝关节外侧肿胀，并可触及一条索状硬结，明显压痛，肿胀处皮肤高于膝关节骨性标志，不红不热，左膝关节屈伸不利。左膝关节X线正侧位片示：左胫骨髁间突变尖，关节间隙变窄，左髌骨前上缘见增生，髌骨关节间隙变窄，左胫骨边缘呈唇样改变。诊断：中医：骨痹（膝痹）。西医：左膝骨性关节炎。经查，左梁丘穴下1寸处、外膝眼穴探及腧穴热敏化。即选左梁丘穴下1寸处施热敏化穴悬灸，于数秒钟后感热流向皮肤深部灌注，约5分钟后，感热流下传至左阳陵泉穴附近，故速在左阳陵泉穴施灸，立感热流深入皮肤深部，数秒钟后感深部热流迅速沿小腿外侧下传于外踝、足背，患者感外踝部热量大于施灸处，灸至50分钟后患者诉小腿部热感线路慢慢变短，60分钟时回缩至左阳陵泉穴，皮肤深部仍感有热，至70分钟，感左阳陵泉穴处皮肤灼痛，无透热现象，左阳陵泉穴遂停灸，90 分钟后，热流回缩至左梁丘穴下 1 寸处，100 分钟后感皮肤灼热疼痛，无透热现象，遂停灸，完成一次治疗。灸后感左膝关节疼痛均减轻，当日睡眠不受影响。按上述治疗方案治疗 5 次，患者平地步行时不感疼痛，膝关节肿胀明显减轻，仅于上下楼梯时稍感左膝关节酸痛，下蹲稍感困难。继续按原方案治疗 10 次，患者左膝关节行走时无明显不适。

病例 2：刘某，男，66 岁，教师，右膝关节肿痛、伸屈不利一年半，加重 5 天，于 2005 年 11 月 25 日就诊。患者一年半前无明显诱因晨起时感右膝关节酸痛，轻度活动后疼痛缓解。始未引起重视，1 个月后见右膝关节内侧轻微肿胀，疼痛加重，2005 年 9 月 5 日在附近医院摄右膝关节 X 线正侧位片示：右胫骨髁间突变尖，关节间隙轻度变窄，右胫骨边缘呈唇样改变。示：右膝骨性关节炎。经手法按摩后，疼痛明显缓解。近 5 天见右膝关节内侧持续肿胀，稍做运动右腿发软，休息时右膝关节也感疼痛，影响睡眠，手法按摩治疗无效。查体：右膝关节内侧明显肿胀、广泛压痛，肿胀部皮肤高于膝关节骨性标志，不红不热，右膝关节屈伸不利，浮髌试验阴性。诊断：中医：骨痹（膝痹）。西医：右膝骨性关节炎。经探查，右膝关节内膝眼穴内 1 寸、鹤顶穴处腧穴热敏化，当即艾条悬灸右膝内膝眼穴内 1 寸处，于数秒钟后感热流如 "水注"向皮肤深部灌注，约 10 分钟后，感热流内传至整个膝关节深部，透至膝阳关穴，速在膝阳关穴施灸，感热

流深入皮肤深部，数分钟后感膝关节深部酸痛。约 30
分钟后，膝阳关穴处皮肤灼痛，无透热现象，膝阳关
穴遂停灸。膝关节深处仍感有热感，60 分钟后，热流
回缩至内膝眼穴内 1 寸处，80 分钟后感皮肤灼热疼
痛，无透热现象，内膝眼穴遂停灸。结束一次治疗。
灸后感右膝关节疼痛明显减轻，休息时不感疼痛。按
上述治疗方案治疗 10 次，患者平地步行时不感疼痛，
膝关节肿胀明显减轻，仅于上下楼梯时稍感右膝关节
酸痛，下蹲已无困难。继续按原方案治疗 10 次，患者
右膝关节行走时已无不适。

病例 3：王某，男，57 岁，干部，因右膝关节反
复肿痛、伸屈不利 3 个月余，于 2006 年 3 月 4 日就
诊。患者 3 个月前受寒后感右膝关节酸痛、轻微肿胀，
夜间受寒后疼痛加剧，热敷后疼痛减轻，休息按摩可
缓解。近日因劳累负重右膝关节肿胀、疼痛明显加重，
睡觉时亦感疼痛，影响睡眠，上下楼梯须扶手支持，
无法下蹲，外敷膏药、手法按摩均无效。查体：右膝
关节内侧肿胀，并可触及一条索状硬结，明显压痛，
肿胀部皮肤高于膝关节骨性标志，不红不热，右膝关
节屈伸不利。经摄右膝关节 X 线正侧位片示：右膝骨
性关节炎。经查，右肾俞穴、右阴谷穴探及腧穴热敏
化。即在右肾俞穴行温和灸，约 1 分钟后感热流入里，
并向右下肢扩散，异常温暖舒适，经于右承扶穴行
"接力"温和灸，5 分钟后热流呈"跳跃式"传导，感
右腘窝温热，"跳跃式"传导现象持续 10 分钟后消失，
且右承扶穴感皮肤灼热，右承扶穴乃停灸，继灸右肾

俞穴 15 分钟后，热流沿传导路线回缩，并感右肾俞穴处皮肤灼热，右肾俞穴乃停灸，换于右阴谷穴施温和灸，数秒钟后感右膝关节内侧片状温热感，15 分钟后，热流渗入膝关节，感膝关节酸胀，该灸感持续长达 2 小时，右阴谷穴处透热减轻，该穴周围皮肤潮红，施灸点中心皮肤出现苍白，遂停灸，结束一次治疗。第 2 天复诊，右膝关节肿痛明显减轻，阴谷穴处出现一 3cm×4cm 大小水泡，即给予消毒处理。因患者畏灸，停止治疗，嘱患者适当限制右膝关节负重活动，观察病情变化。10 日后复诊，患者灸疮结痂，未见红肿，膝关节肿痛消失，伸屈功能基本正常，上下楼梯感轻微酸胀不适。1 个月后复诊，患者诉膝关节活动自如，无明显不适。

第二十五节　肌筋膜疼痛综合征

一、概　述

肌筋膜疼痛综合征又称肌筋膜炎，主要是肌肉和筋膜因无菌性炎症而产生粘连，在其间的感觉神经受到炎症环境中致痛物质的刺激及炎性水肿组织的压迫而导致疼痛。其痛点较为固定，按压时，一触即发，产生剧痛，并向肢体远处传导，故称为"激痛点"、"激发点"，这是本病特有的临床现象。

本病在中医学中属于"痹证"、"痹病"范畴，多由肌肉劳损、风寒湿邪闭阻经络，气血不通所致。

二、诊断要点

可分为主要和次要标准，需满足 5 个主要和至少 1 个次要标准，才能确诊为肌筋膜疼痛综合征。

1. 主要标准　①主诉区域性疼痛。②主诉疼痛或肌筋膜触发点牵涉痛预期分布区域的感觉异常。③易受累肌的触诊绷紧带状感。④沿绷紧带状区走形的某一点的剧烈点状触痛。⑤在测量时，存在某种程度的运动受限区。

2. 次要标准　①压痛触痛点重复出现主诉临床疼痛或感觉异常。②横向抓触或针刺入带状区触疼点诱发局部抽搐反应。③伸展肌肉或注射触疼点缓解疼痛。

三、穴位热敏化分布

1. 颈后部　以颈项部、上肢上段及小腿外侧为高发区，多出现在局部阿是穴、颈夹脊、手三里、阳陵泉等区域。

2. 肩背部　以肩背部为高发区，多出现在局部阿是穴、胸夹脊、至阳等区域。

3. 腰骶部　以腰骶部、腹部及下肢为高发区，多出现在局部阿是穴、腰夹脊、腰阳关、阴交、委中、阳陵泉等区域。

4. 上肢　以上肢及肩背部为高发区，多出现在局部阿是穴、风门、手三里等区域。

5. 下肢　以下肢及腰骶部为高发区，多出现在局部阿是穴、大肠俞、阳陵泉、委中等区域。

四、灸疗操作

根据上述穴位出现热敏化的不同，按下述步骤分别依序进行回旋、雀啄、往返、温和灸四步法施灸操作：先行回旋灸 3 分钟温热局部气血，继以雀啄灸 2 分钟加强敏化，循经往返灸 2 分钟激发经气，再施以温和灸发动感传、开通经络。

（一）颈后部

1. 局部阿是穴、颈夹脊穴单点温和灸，患者自觉热感透至深部并向四周扩散，灸至感传消失；

2. 手三里穴单点温和灸，患者自觉热感沿上臂传至颈后部，灸至感传消失；

3. 阳陵泉穴单点温和灸，部分患者的感传可直接到达颈后部，如感传仍不能上至颈后部者，再取一支点燃的艾条放置感传所达部位的近心端点，进行温和灸，依次接力使感传到达颈后部，最后将两支艾条分别固定于阳陵泉和颈后部进行温和灸，灸至感传消失。

（二）肩背部

1. 局部阿是穴、胸夹脊穴单点温和灸，患者自觉热感透至深部并向四周扩散，灸至感传消失；

2. 至阳穴单点温和灸，患者自觉热感沿督脉传至肩背部，灸至感传消失。

（三）腰骶部

1. 局部阿是穴、腰夹脊、腰阳关穴单点温和灸，患者自觉热感透至深部并扩散至整个腰骶部，灸至感传消失；

2. 阴交、天枢穴三角温和灸，患者自觉热感沿带脉传至腰骶部，灸至感传消失；

3. 命门、关元俞穴 T 形温和灸，患者自觉热感透至深部并扩散至整个腰骶部或沿督脉、带脉传导，灸至感传消失。

（四）上肢

1. 局部阿是穴单点温和灸，患者自觉热感透至深部并向四周扩散，灸至感传消失；

2. 风门穴双点温和灸，患者自觉热感传至上肢，灸至感传消失；

3. 手三里穴单点温和灸，患者自觉热感传至上臂，灸至感传消失。

（五）下肢

1. 局部阿是穴单点温和灸，患者自觉热感透至深部并向四周扩散，灸至感传消失；

2. 大肠俞穴双点温和灸，部分患者的感传可直接到达踝关节，如感传仍不能下至踝关节，再取一支点燃的艾条放置感传所达部位的远心端点，进行温和灸，依次接力使感传到达踝关节，最后将两支艾条分别固定于大肠俞和踝关节进行温和灸，灸至感传消失；

3. 阳陵泉、委中穴单点温和灸，患者自觉热感传至整个下肢，灸至感传消失。

五、感传活动

1. 感传性质　以温热感为主，亦可见酸胀、疼痛

（非施灸局部）、灼热（非施灸局部）、麻木等，少数患
者可出现凉感。

2.感传形式和路径　感传形式为扩散、深透、循
一定路线传导（有蚁行、流水等形式）等。如灸局部
阿是穴、颈夹脊、胸夹脊、腰夹脊穴热感可深透并向
四周扩散，灸手三里、阳陵泉热感传至颈后部，灸至
阳穴热感传至肩背部，灸阴交穴热感沿带脉传至腰骶
部，灸委中、阳陵泉穴热感可传至腰背部及整个下
肢，灸大肠俞穴热感传至下肢（图 12-25-1～图 12-25-
16）。

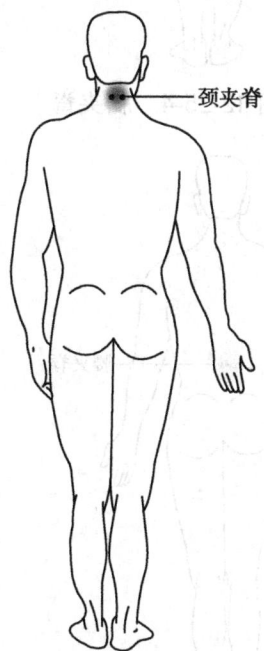

图 12-25-1　颈夹脊

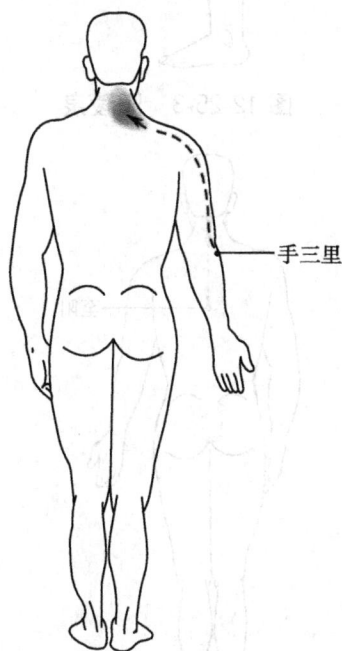

图 12-25-2　手三里

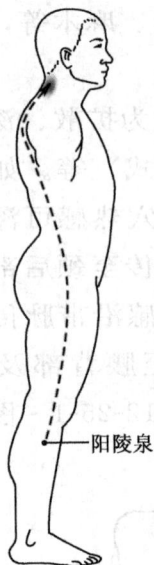

图 12-25-3　阳陵泉

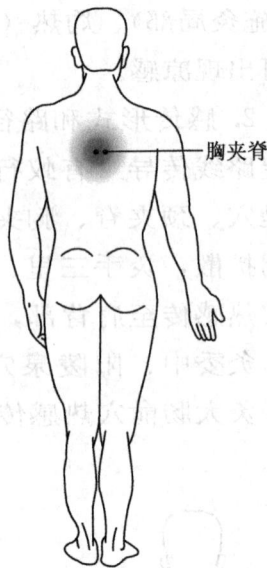

图 12-25-4　胸夹脊

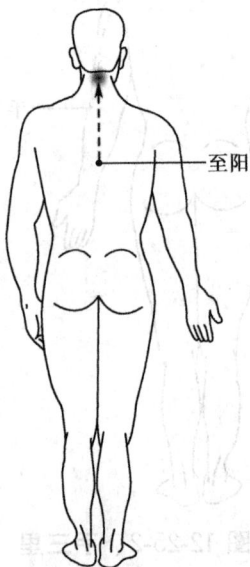

图 12-25-5　至阳

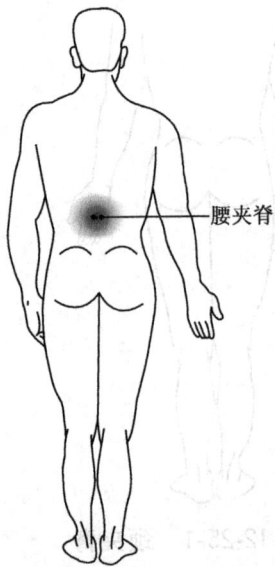

图 12-25-6　腰夹脊

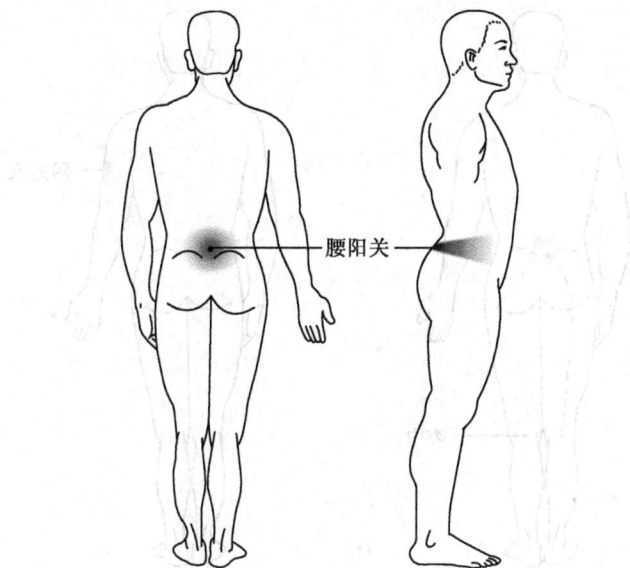

图 12-25-7　腰阳关

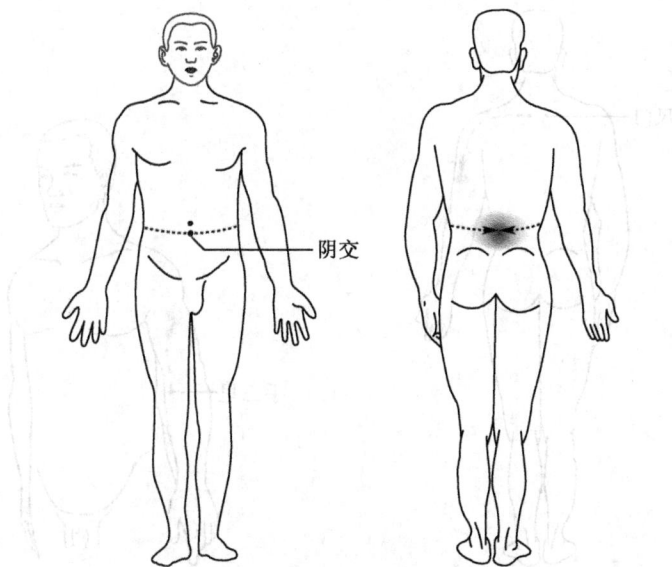

图 12-25-8　阴交

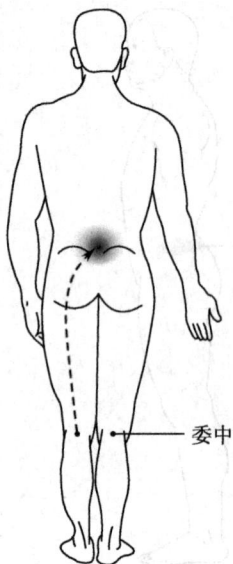

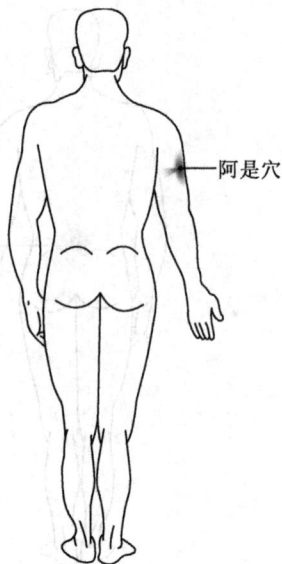

图 12-25-9　委中　　　　图 12-25-10　阿是穴

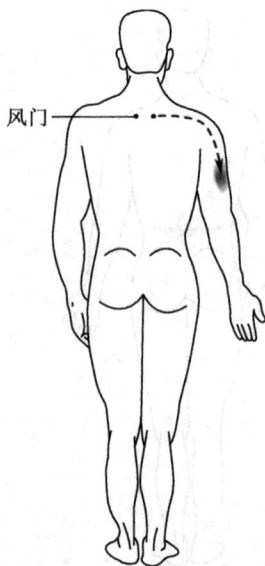

图 12-25-11　风门　　　　图 12-25-12　手三里

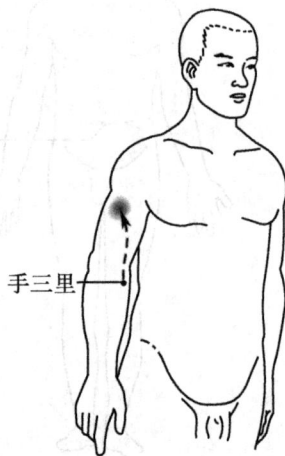

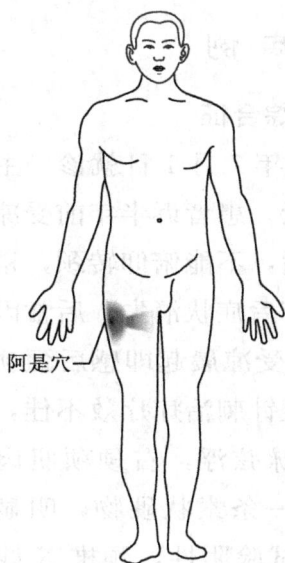

图 12-25-13　阿是穴

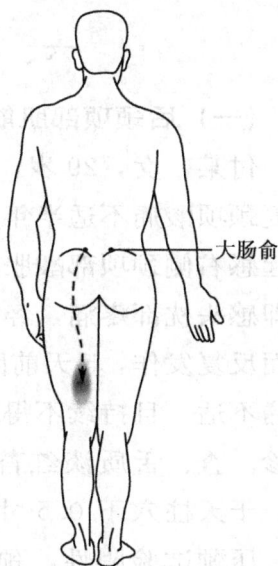

图 12-25-14　大肠俞

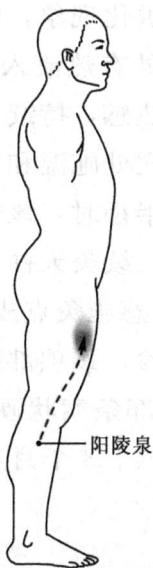

图 12-25-15　阳陵泉

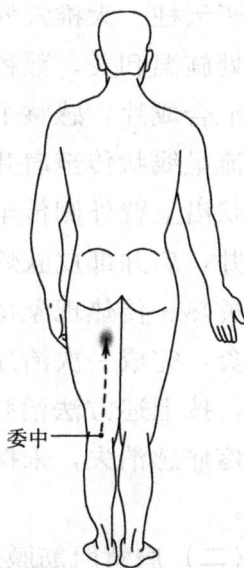

图 12-25-16　委中

六、典型病例

（一）后颈项部肌筋膜疼痛综合征

付某，女，29 岁，于 2004 年 7 月 1 日就诊。主诉反复颈项酸痛不适半年加重 5 天。患者诉半年前受凉后晨起感右侧颈项部酸胀疼痛不适，不能俯仰转颈，稍用力即感头枕部疼痛，经针刺治疗后症状消失，后常因受凉而反复发作，5 天前因睡空调受凉晨起即感后颈项部酸痛不适，且持续不得缓解，经针刺治疗疗效不佳，遂就诊。查：舌质淡红苔薄白，脉弦浮，右颈项肌肉僵硬，于天柱穴下 0.5 寸可触及一条索状硬物，明显压痛，压颈试验阴性，颈丛牵拉试验阴性，颈椎 X 线正侧位片未见明显异常。诊断为后颈部肌筋膜疼痛综合征。于天柱、大椎穴探查有腧穴热敏化现象，即于上述两穴处施温和灸，数秒钟后感两穴处有热流入内，1 分钟后汇合成片，感整个后颈项部温热感，持续 10 分钟，感热流呈线状传至肩井穴，速在该穴处施温和灸，热流呈线状沿上臂外侧传至肘尖，持续半小时，该热流回缩至肩井，肩井部皮肤灼热，乃停灸。续灸天柱、大椎两穴，透热、传热现象持续 10 分钟，感施灸点皮肤灼热，乃停灸，完成一次治疗。第 2 日复诊，颈项部酸痛不适减轻，按上述方法治疗 5 次，颈项部条索状硬物消失，酸胀疼痛感消失，未探及热敏化腧穴。3 个月后随访未复发。

（二）肩背肌筋膜疼痛综合征

病例 1：古某，男，50 岁，工人，于 2002 年 9 月

10 日就诊。主诉：右肩背间歇性疼痛 4 年，反复发作，加重 7 天。现右肩关节酸胀疼痛，牵拉右臂外侧，活动受限，受寒和夜间加重。舌淡苔薄白，脉弦。体检：右侧三角肌、背阔肌张力增高，右侧天宗穴压痛（＋），右侧小海穴压痛（＋），右上肢上举、后伸动作障碍。经诊断为肌筋膜疼痛综合征。治疗前经简化麦吉尔疼痛量表测定：PRI 为 21，PPI 为 5，VAS 为 97。在患者右侧天宗穴上约 1 寸处找到透热点，患者诉热感沿上臂外侧下行，到腕关节阳溪穴附近停止。约 60 分钟后，患者诉热感在皮肤表面，不再传导，遂停灸。治疗后患者肩臂疼痛有所减轻。第 2、3 次治疗如前，患者诉症状大为减轻。第 4 次治疗时，在右侧小海穴找到透热点，热感沿前臂外侧下传，同时患者感到右前臂酸胀难耐，30 分钟后，诉前臂酸胀感逐渐消失，酸胀感朝指端移行，自觉如同邪气从指端泻出。继续施灸 20 分钟，患者觉肩臂仅余轻微不适感，活动自如。经测定 PRI 为 3，PPI 为 1，VAS 为 14。

病例 2：余某，女，46 岁，工人，于 2005 年 2 月 21 日就诊。主诉：右肩背疼痛 2 年，加剧 3 天。患者诉 2 年前受寒后出现右肩背疼痛不适，经中药内服（药方不详）及针刺治疗，症状有所好转，但时有复发。3 天前因沐浴受凉，致右肩背疼痛加重，活动加剧，经针刺治疗，疗效不明显。症见：右肩部及右肩胛区肌肉强硬酸痛，有广泛性压痛，活动时疼痛加剧，在右肩胛天宗穴附近可触及条索状结节改变，局部喜热恶寒，舌质淡红，苔白腻，脉弦细滑。诊断为背肌筋膜炎。探查到大椎、肩井穴有腧穴热敏化现象，即于上述二穴处施温和灸，立感大椎穴上 0.5 寸有明显透热现象，于数分钟后感热流如"水注"向整个肩背部深部灌注，并向右肩井穴附近涌动，整个肩背部感到温热，灸感持续约 30 分钟后肩背部及肩井穴热感均回缩至大椎穴并感施灸点皮肤灼热，遂停灸。完成一次治疗，灸后患者感右肩部及右肩胛区肌肉强硬酸痛有所减轻。次日复诊探查到天宗穴内 1 寸、肩井穴有腧穴热敏化现象，即于上述两穴施温和灸，数分钟后，感整个右肩背部温热，并感热流呈线状沿右上臂外侧上传于手三里穴附近，该灸感持续 2 小时，热流渐回缩至肩井穴，3 分钟后肩井部皮肤表面灼热，遂停灸，仍灸天宗穴内 1 寸，透热、扩热现象持续约 50 分钟后回缩至施灸部，并见施灸部皮肤稍显苍白，故停灸，完成一次治疗。第 3 日复诊，诉右肩背部疼痛基本消失，见天宗穴内 1 寸处皮肤有一 3.0cm×3.0cm 大小水泡，即给予消毒处理。10 日后复诊，灸疮未见红肿，右肩背部无疼痛，局部无压痛，未触及条索状硬结，活动正常，病情痊愈。3 个月后随访，未复发。

病例 3：王某，女，53 岁，工人，于 2005 年 4 月 15 日就诊。主诉：左肩背疼痛 3 年。诉 3 年前无明显诱因出现左肩背疼痛，经针刺、按摩治疗，症状有所缓解。但经常复发。症见：左肩部及左肩胛区肌肉强硬酸痛，有广泛性压痛，活动时疼痛加剧，局部喜热恶寒，舌质淡苔白，脉弦细。诊断为肩背肌筋膜炎。经查，左天宗、左肩井穴有腧穴热敏化现象，即于上述二穴处施温和灸，立感天宗穴热流向肩背部深部渗透，并向左肩井穴附近涌动，整个肩背部感到温热，灸感持续约50分钟后肩背部及肩井穴热感均回缩至天宗穴并感施灸点皮肤灼热，遂停灸。完成一次治疗，灸后患者感左肩部及左肩胛区肌肉强硬酸痛有所减轻。次日复诊，诉左肩背部疼痛减轻，继按上述方法治疗15次，左肩背部无疼痛，局部无压痛，未触及条索状结节，活动正常，病情痊愈。3个月后随访，未复发。

（三）腰背肌筋膜疼痛综合征

病例1：熊某，女，49岁，退休工人，于2002年9月26日就诊。主诉：腰痛7个月，加重半个月。患者诉7个月前无明显诱因突发腰痛，曾服用中成药治疗（药名不详）无效。症见：两侧腰部阵发性痉挛性疼痛，遇热则舒，遇寒则甚，痛时牵拉头部和腿部，左侧为甚，活动轻度障碍，舌淡苔白，脉弦。摄X线片示：L_3、L_4椎体骨质增生。体检：腰部肌肉张力增高，双侧直腿抬高试验（—），$L_1 \sim L_5$棘突两侧压痛（＋＋）。经诊断为肌筋膜疼痛综合征。治疗前经简化麦吉尔疼痛量表测定：疼痛评定指数（PRI）11，现时疼痛强度（PPI）5，视觉模拟评分（VAS）78。因患者畏惧针刺，遂用清艾条在其腰部行透热点灸。将艾条置于左侧大肠俞上方约2～3cm，患者诉热感深入腰部并向四周扩散如手掌大小范围，5分钟后，诉热感如细带状沿臀部和大腿后侧正中下行至腘窝，基本符合足太阳膀胱经的循行路径。至60分钟停灸时，腿部热感循行仍然存在。患者诉疼痛大为减轻，已不再牵拉头部和腿部。第

2 次治疗部位和患者感觉与第 1 次相同，灸至 60 分钟以后患者诉腿部的热感线路在慢慢变短，80 分钟时回缩至腰部，但仍在深部。至 90 分钟时，患者诉热感在腰部皮肤表面，遂停灸。治疗后，患者诉腰部仅余轻微不适。第 3 次左侧大肠俞透热点消失，在肾俞处着灸患者诉热感在深部扩散如手掌大小范围，但未向别处传导，20 分钟后深部热感消失。又在腰阳关下 2 寸处施灸时，患者诉热感到深部，并传到相当于承扶穴处，70分钟时深部感传消失，热感移至皮肤表面，遂停灸。3次治疗后，患者诉腰部已无任何不适，活动自如。麦吉尔疼痛量表测定：PRI 为 0，PPI 为 0，VAS 为 0。

病例 2：卢某，女，39 岁，工人，于 2003 年 4 月26 日就诊。主诉：腰痛 6 个月，加重半个月。患者诉 6个月前无明显诱因突发腰痛，始呈酸胀疼痛，活动时呈痉挛性疼痛，致使活动受限，曾服用中成药治疗（药名不详）疗效不佳。症见：两侧腰部阵发性痉挛性疼痛，遇热则舒，遇寒则甚，左侧为甚，腰部活动转侧不利，舌淡苔白，脉弦。体检：腰部双骶棘肌张力增高，广泛压痛，以左肾俞穴为甚，双侧直腿抬高试验（－）。摄X 线片示腰椎无明显异常。诊断为肌筋膜炎。治疗前经简化麦吉尔疼痛量表测定：疼痛评定指数（PRI）10，现时疼痛强度（PPI）4，视觉模拟评分（VAS）80。经查，于左肾俞、腰阳关穴出现热敏化现象，即于左侧肾俞穴行热敏化穴温和灸，患者诉热感深入腰部并向四周扩散如手掌大小范围，3 分钟后，诉热感如细带状沿臀部和大腿后侧正中下行至腘窝。至 30 分钟停灸时，腿部热感循行仍然存在。完成一次治疗。次日复诊，患者诉疼痛大为减轻，将艾条置于左侧肾俞穴，灸至20分钟以后患者诉腿部的热感线路在慢慢回缩，但仍在深部。至100分钟时，患者诉热感在腰部皮肤表面，遂停灸。改灸腰阳关，患者诉热流即到深部，并呈片状传到相当于承扶穴处，60分钟深部感传消失，热感移至皮肤表面，遂停灸。完成一次治疗。按上述治疗方法治疗5次，5次治疗后，患者诉腰部已无任何不适，活动自如。麦吉尔疼痛量表测定：PRI为0，PPI为0，VAS为0。

第二十六节　网　球　肘

一、概　　述

网球肘是肱骨外上髁处伸肌总腱起点处的慢性损伤性炎症，引起肘外方痛或沿伸肌群的放射疼痛不适感。

本病属于中医学"伤筋"、"痹证"范畴，认为劳累汗出、营卫不固、寒湿侵袭肘部经络，使气血阻滞不畅；长期从事旋前、伸腕等剧烈活动，使筋脉损伤、瘀血内停等均能导致本病。

二、诊　断　要　点

1. 本病好发于网球运动员、提琴手、水电工、家庭妇女等。

2. 起病多数缓慢，病人主诉肘关节外侧疼痛，尤以前臂旋转、腕关节主动背伸为明显，同时疼痛可沿前臂伸肌群向下放散，握物无力，作拧毛巾、扫地等动作时痛甚，手不能平举重物。肱骨外上髁压痛。

3. 伸腕旋转前臂试验阳性，即术者一手握腕关节背伸，另一手扶患肘，作前臂旋前旋后伸直运动，可引起肱骨外髁部疼痛加重。

三、穴位热敏化分布

以病灶局部、背部及上肢为高发区，多出现在局部阿是穴、厥阴俞、曲池、手三里等区域。

四、灸疗操作

根据上述穴位出现热敏化的不同，按下述步骤分别依序进行回旋、雀啄、往返、温和灸四步法施灸操作：先行回旋灸 2 分钟温热局部气血，继以雀啄灸 1 分钟加强敏化，循经往返灸 1 分钟激发经气，再施以温和灸发动感传、开通经络。

1. 局部阿是穴单点温和灸，患者自觉热感透至肘关节内，灸至感传消失为止；

2. 厥阴俞穴双点温和灸，患者自觉热感沿腋下及上臂后内侧传至肘关节，灸至感传消失；

3. 曲池、手三里穴双点温和灸，患者自觉热感透至深部并传至肘关节，灸至感传消失。

五、感传活动

1. 感传性质　以温热感为主，亦可见酸胀、疼痛（非施灸局部）、灼热（非施灸局部）、麻木等，少数患者可出现凉感。

2. 感传形式和路径　感传形式为扩散、深透、循一定路线传导（有蚁行、流水等形式）等。如灸局部阿是穴热感深透肘关节内，灸厥阴俞热感传至肘关节，灸曲池、手三里穴热感深透并传至肘关节（图 12-26-1～图 12-26-3）。

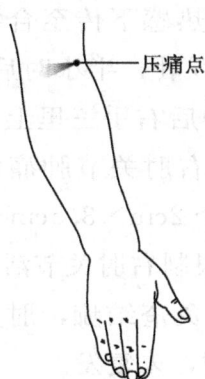

图 12-26-1　压痛点

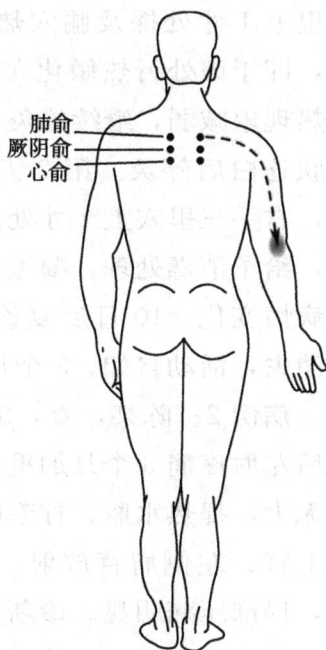

图 12-26-2　肺俞、厥阴俞、心俞

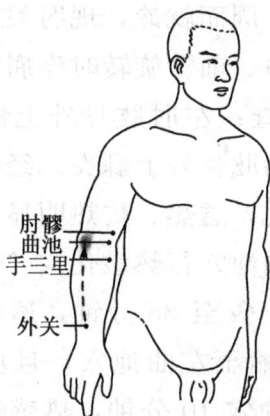

图 12-26-3　肘髎、曲池、手三里、外关

六、典型病例

病例1：刘某，男，59岁，2006年1月21日因右肘疼痛1个月加重3天而就诊，诉提热水瓶、拧毛巾疼痛加剧，向前臂桡侧放射。查：右肘肱骨外上髁肿胀发热，局部压痛明显。诊断为肱骨外上髁炎。经查，右手三里上1寸处探及腧穴热敏化，热感下传至合谷穴附近，即于该处行热敏化穴隔姜灸5壮，半小时后透热、传热现象减弱，继续施灸，3分钟后右手三里上1寸处皮肤苍白后停灸。第2天复诊，右肘关节肿痛明显减轻，右手三里穴上1寸处出现一个2cm×3.5cm大小水泡，给予消毒处理，嘱患者适当限制右肘关节活动，观察病情变化。10日后复诊，患者灸疮结痂，肘关节肿痛消失，活动自如。3个月后随访，未复发。

病例2：陈某，女，37岁，2006年3月11日因劳累后左肘疼痛3个月加重1周而就诊，现肘关节外侧酸痛无力，提热水瓶、拧毛巾、前臂旋转时疼痛加剧，可向上臂、左侧肩背放射。查：左肘肱骨外上髁肿胀发热，局部压痛明显。诊断为肱骨外上髁炎。经探查，左厥阴俞穴处探及腧穴热敏化，透热、传热明显，热感传至左曲池穴附近，即于左曲池穴行热敏化穴"接力"温和灸，热感传至食指末端，灸至35分钟，透热、传热减轻，热感沿传导路线回缩至左曲池穴，且皮肤感灼热，乃停灸。继灸左厥阴俞穴10分钟，热感继续回缩至左厥阴俞穴，且皮肤感灼热后停灸，完成一次治疗。第2天复诊，左肘关节肿痛明显减轻，续按上法治疗

10 天，患者肘关节肿痛消失，活动自如。3 个月后随访，未复发。

病例 3：张某，男，42 岁，2006 年 4 月 15 日就诊，主诉：左肘酸痛 2 个月加重 2 天。病史：两月前无明显诱因出现左肘酸痛，于拧毛巾、前臂旋转时疼痛加剧，自贴止痛膏后疼痛缓解，但于天气变化该症反复发作。两天前因受寒该症出现且明显加重，自贴止痛膏、按摩无效，现症：握拳前臂旋转时酸痛加重，疼痛可扩散到前臂桡侧，肘关节微红肿，压痛明显。查：左肘肱骨外上髁肿胀发热，局部压痛（＋），诊断为肱骨外上髁炎。经查，左曲池、左手三里两穴出现热敏化，即予上述两穴施双点温和灸，数分钟后，感左曲池、左手三里热流扩散，10 分钟后两处热流汇合于一处沿前臂外侧传至左外关，于左外关处施"接力式"灸，热感传至食指末端，持续约 20 分钟后热流回缩至左外关穴，并感皮肤灼热，左外关穴乃停灸，30 分钟后热流回缩至左手三里穴，并感皮肤灼热，左手三里穴遂停灸，10 分钟后热流继续回缩至左曲池穴，但仍有透热，10 分钟后感皮肤灼热，左曲池穴停灸，完成一次治疗。次日复诊，左肘关节酸痛明显减轻。继按上述方法治疗 6 天，患者肘关节红肿酸痛消失，活动自如。3 个月后随访，未见复发。